智元微库
OPEN MIND

成长也是一种美好

U0191514

心理治疗
如　　何
改　变　人

［加］莫妮卡·布里永 —— 著
(Monique Brillon)

鲍轶伦 —— 译

人民邮电出版社

北京

图书在版编目（ＣＩＰ）数据

心理治疗如何改变人 / （加）莫妮卡·布里永
(Monique Brillon) 著；鲍轶伦译. -- 北京：人民邮
电出版社，2021.1（2023.8重印）
ISBN 978-7-115-55237-2

Ⅰ. ①心… Ⅱ. ①莫… ②鲍… Ⅲ. ①精神疗法
Ⅳ. ①R749.055

中国版本图书馆CIP数据核字(2020)第213594号

版 权 声 明

◆　　著　　[加]莫妮卡·布里永（Monique Brillon）
　　　　译　　鲍轶伦
　　责任编辑　张渝涓
　　责任印制　周昇亮

◆人民邮电出版社出版发行　　北京市丰台区成寿寺路 11 号
邮编 100164　　电子邮件 315@ptpress.com.cn
网址 https://www.ptpress.com.cn
河北京平诚乾印刷有限公司印刷

◆开本：880×1230　1/32
印张：8.5　　　　　　　　　　2021 年 1 月第 1 版
字数：200 千字　　　　　　　2023 年 8 月河北第 12 次印刷
著作权合同登记号　图字：01-2020-4806 号

定 价：59.80 元

读者服务热线：（010）81055522　印装质量热线：（010）81055316
反盗版热线：（010）81055315
广告经营许可证：京东市监广登字 20170147 号

心理治疗中的双人舞

侯玉珍　武志红工作室督导级心理咨询师

著有《因为我是女性》

　　作为心理咨询师，对于心理治疗是如何改变一个人的，无论在理论上还是临床中，无论是从实证研究还是从咨询师的经验和理解来说，都是一个非常重要的需要认识和理解到位的议题。

　　本书作者主要围绕精神分析、心身医学和神经科学的方向，阐述了心理治疗中发生改变的要素。因为我本身是学习精神分析的，也热衷于客体关系与自体心理学的研习和临床应用，所以，与作者的写作方向非常契合。本书使我感到震撼的是，作者所写的每一个治疗中有效和无效的因素以及举出的临床案例，都深深地唤起了我 13 年临床经验里的点点滴滴，既贴近我意识中的经验，也不断地触动内心深处无意识的感知，似乎临床中那些真正起到作用的要素变得更加清晰和明了了。

　　在阅读的过程中，那些和来访者相遇的时刻不断地浮现在我的脑海里，就如同此时此刻，在我和作者之间形成了一个空间。在这个空间里，我看见了我自己、作为心理咨询师的自己，就像是一种反思性的空间就此展开，不断地深入和延展。而我的反思性思考和体验也在这个空间里不断地整合。

我认为，对于很多心理咨询师而言，来访者中断咨询，即用行动来表达对咨询关系的不满，或者用业内的术语来说就是"脱落"，是职业生涯中需要反复反思的部分。就如本书所述，咨询关系是一段两个人的旅程，既需要来访者改变的动力，也需要咨询师在理论、技术和自我人格上的成熟。无论是温尼科特的"抱持"，还是比昂的"容器－被容纳者"，还有主体间的关系，都在说明心理咨询师和来访者关系的质量，它对于建立良好的治疗联盟以及让咨询发生改变，都是至关重要的因素。

无论是否学习精神分析，只要身处临床咨询当中，本书中所提及的内容，都会加深我们对临床工作的理解。而对于学习和应用精神分析的人而言，仅仅看看书中提到的主题和观点，就会被深深地吸引。

作者提到心理咨询师的职业身份认同感、治疗框架、治疗联盟和工作联盟，这些都是我们非常熟悉的工作部分。而关于情感调谐和情感倾听的部分，虽然我常常自我提醒，但还是在临床中与来访者擦肩而过，失败的共情或解释常常发生。

几年前，我曾受训于塔维斯托克的婴儿观察。其中观察的主要部分就是妈妈如何调谐婴儿的需求。妈妈的调谐功能对于婴儿内在自我和心智的发展是至关重要的。调谐功能，既是意识层面的参与，更是无意识的表达。而在临床中，这个就是心理咨询师的"软实力"。心理咨询师能否捕捉到来访者意识和无意识的情绪、情感和欲望，能否倾听到来访者的过去、现在和幻想，还能让自己在悬浮注意的同时，又把自己安放在此时此刻，这是心理咨询师非常重要的自我功能，既需要不断地自我成长，也需要不断地在临床中反思并予以实践，而本书给予了最好的引导和经验传授。

在临床中，我有一部分来访者的创伤发生在非常早期，即前语音期。作者所说的"无意识"，并非"潜意识"。来访者无法言说的弥漫性恐惧和焦虑、深深的空寂感或孤独感，还有破碎的自我感，我常常能感知到，却也无法言说。有时，我与来访者四目相对，我流泪，她也流泪。正如斯特恩定义的双向主体"我知道你知道我知道，我感觉到你感觉到了我的感觉"。这是我和她相遇的时刻，正如书中所言，一种非语言的、反射性的、隐性的情感交流被激活，这也是左脑与右脑的交流，一场没有音乐的双人舞就此上演。这样的无言，慢慢转化之后，来访者的感知也在慢慢地发生变化。

在临床中，常常有很多的来访者无法对自己的情感或者思维有一个流动性的理解和表达。这需要在两个人的关系里去修通。同时，对于投射性认同作为沟通的功能和作为病理性防御的部分，结合移情和反移情，是如何影响到咨询关系的，书中也做了清晰的描述。对于身体、情绪和思想的章节的描述，也令人印象深刻。这些，都让我更加完整地去反思我的临床工作。

一段双人舞，常常伴随着哀伤。我很喜欢《默》这首歌，因为它的歌词和韵律都在表达一个被妈妈抛弃或者关在心门之外的孩子内心倔强的渴望，以及无尽的悲伤和绝望。我常常感慨，人的一生就是不断面对丧失的过程，只是有些是个体独特的丧失，有些则是每一个人都要面对的丧失。有的人失去了母爱或父爱，有的人失去了温暖的家庭，或者我们都需要面对死亡、分离等。如果我们无法哀悼，无法面对现实，那么我们就会卡在那里，活在过去，一个僵局就此在内心不断地煎熬，也许最终以身体为代价去表达。然而，哀悼是一种功能，也需要在关系中去修复，这有赖于一段良好的咨询关系，一段来访者和心理治疗师共同舞动的关系。

总之，书中阐述了精神分析重要工作要素的临床理解和应用，并结合神经科学加以解释这些工作要素如何令来访者发生改变。对于临床工作者而言，作者所书写的经验，能非常好地促进和整合我们对临床工作的理解和应用。

改变这件事，慢就是快

李松蔚　北京大学临床心理学博士

心理咨询和治疗以促成一个人的改变为目的。纵观多姿多彩的流派、理论，多样的治疗技巧和风格，对"改变"这一原则的强调几乎是一致的。本书致力于对改变的一般过程进行系统性研究，找出普适性的规律。用武侠小说打比方，它就像是在各门各派的武功秘籍之外，一本《九阴真经》式的内功总纲。

我们在生活中也常常期待别人改变，有时甚至是恨铁不成钢。父母对孩子，情侣对另一半，领导对下属，时常都会有"道理我都讲烂了，你怎么依然故我"的挫败。其实，道理没什么用。我们自己也无数次下定决心改变自己，最后却无疾而终。改变的过程有自身的规律，有的规律甚至是反直觉的。

改变是痛苦的。这一点就出乎很多人的意料。我们总把"改变"当成一个积极的行为，用于培养良好的习惯、获取更高的回报、创造幸福的生活，一个人理应对此干劲十足……殊不知，轻松的改变早已发生，剩下的都是复杂多面体。奥地利诗人里尔克写道："倘若我的魔鬼弃我而去，我怕我的天使也会振翼而飞"，随后他终止了接受心理治疗。"魔鬼"和"天使"都是现实认同的一部分，合而为一，称为"我"。我是何人，欲做何事，在漫长的岁月中业已达到平衡。改变意味着对平衡的破坏。我不再是"我"，我会是什么？不知道。

有人想当然地以为，改变让生活变得更好。他们忽略了这只是一种"可能"。现实情况是，可能变得更好，也可能变得更糟。唯一能确定的是，这是一场探险。熟悉的、确定的状态必然被打破，新的状态会带来什么尚未可知。风险是不可避免的，我们穿过一条幽深的小道，没有人知道另一面是否真的通向桃花源。

因此，有效的改变需要在关系中发生。在这本书中，将心理治疗师和来访者的互动称为"主体间的相遇"。不存在单独的人，只有一个人在不同关系中呈现的不同面相。无论长程还是短程，来访者始终是"治疗关系里的"来访者，在心理治疗师的扶持下摸索前行，这段旅途中的遭际和感知在很大意义上取决于两个人的交互。来访者是否感受到被理解，被支持？是否安全、放松，没有评判的顾虑？他是否被允许犯错，允许自由生长？是否最古怪的想法也能得到共鸣，最隐秘的情感也可以被回应？作为一个人，他是否可以如其所是地存在于这段关系里？……这些变量影响着来访者的所思所感，也影响着改变的勇气与决心。

一旦剥离人的因素，改变就阻滞在观念与思想的辩驳、利益与代价的算计，也就丧失了一多半的动力。青春期孩子的父母常常搞不清这一点：他们命令孩子做的事，孩子并不抵触事情本身，却因为抵触"在这段关系中成为被命令的人"而拒不服从。关系比内容更重要，很多人却一味地强调内容，想方设法地讲道理："你应该这么做"，却不关心这句话将两个人置于怎样的关系中。

改变不是单方面的输出，永远需要与来访者合作

对于助人者，这一点强调多少次都不算多：比起我们想做什么、在做什么，更重要的是对方接收到了什么。不存在绝对的好方法，只有对"这个"来访者受用的理论，或者对"那个"来访者值得一试的操作。心理治疗师需要时刻与来访者的反应保持同频。正如"顾客就是上帝"，来访者的反应永远有道理。这本书告诫我们，不要责怪他们"为什么不改变"。如果我们的工作没有效果，首先要改变的是我们自己，检视治疗关系，梳理来访者的期待和动机，调整工作方式，切换理论模型，或者干脆转介给更适合与之工作的同事。最优秀的心理治疗师也未必适用于所有人。

改变建立在允许不改变的基础上

这又是一个反常识的结论。来访者在加入一场治疗时，往往是既想改变，又想维持原状。他向你发出改变他的邀请，同时他也希望听到你说："你有权利像现在这样活着，这就是你。"不要替他做出非黑即白的判断，说："你就要改！"那并不能代表全部的他。

"改变"和"不改变"都是来访者的一部分，需要帮他达成两部分的和解，而不是服务一半，却否定另一半。我把这种理念叫作：用允许来访者不变的方式，促成他的改变。最关键的一步，在这本书中也有强调，那就是把变和不变都看成来访者的自由选择。他可以变，也可以不变。——他有选择权。

一旦把改变看成自由意志的显现，很多僵局就可以迎刃而解。有时候，人们会把心理治疗的来访者看得过于无助："万一他真的无法选择呢？"比如他的痛苦来自童年的不幸，一个人可能会说："我小时候出身于不幸的家庭，造成了我现在的痛苦。"的确，这个事实他不能选，但是用什么态度看待这个事实，这是他的选择。他选择继续用小时候的事影响自己。这样说并不是在指责它，而是基于事实的一种陈述。他也许没有意识到自己的选择权，但他的确会受到自己选择的影响。最重要的是，不要催促："你不应该再被过去影响了。"

把主动权交还给来访者，就接纳了他的不变。不要把"维持现状"看成某种无能或失败。它并非出于不能或不敢，只是当事人"选择不变"。选择一种状态一定是因为它有价值，或许是某种不易察觉的功能。抑郁的人什么都不想做，是在用这种方式让自己休息；焦虑是为了把控细节，达成更好的表现；不爱学习的孩子是为了把时间、精力放到更感兴趣的地方。我们首先要看到这些好处，才能让来访者看到：他不但被允许了不变，而且这是一种积极的选择。

既然不变是选择，也就意味着必要的时候，他也可能换一个选择。

我曾经有一个来访者，是一个在家啃老的年轻人。所有人都在催他出门工作，自食其力，但他就是不动。我在咨询结束时说："你用这种方式证明你的力量，你有勇气对抗别人的偏见，坚持做自己想做的事——就是在家待着。你可以一直这样做，等将来想做别的事情，你也会用同样的力量让它实现。"

他有点愕然，大概是从来没想到还会有人允许他这样。咨询之后，他似乎没什么变化，在家又待了半年。半年之后，他开始找工作了。

我知道，我讲的这些未必与你的期待相符。作为助人者，我们多多少少按捺不住自己的企图心。我们的工作致力于让人变得更好，我们希望它做起来高效、可控，推进得越快越好。这是关于改变我最后想说的一个秘密：改变是要一点一点来的，走得越慢，到得反而越快。很多改变甚至是在意识不到的情况下发生的。一开始的改变，普普通通，看上去就和没变一样。当父母努力转变孩子的学习态度时，他们看到的是孩子敷衍、潦草地写完了今天的作业，同时还写错了一大半。这算什么？什么都不算，仍然和以前一样糟糕。一旦父母这样想，就会冷淡地撇撇嘴："你看你，还是不爱学习"——他们认证了这次失败，一切还是老样子。只有特别不抱期待的人才会注意到，孩子以前的作业都写不完，这一次居然写完了。那么，他就会问出那个关键问题："发生了什么变化？"

这样，故事就可以有另一个版本。

这是我们希望在治疗中发生的版本——看上去没变，但酝酿着变的种子。也许这个孩子觉得没什么，所有人都觉得没什么，但心理治疗师不能视而不见。看到一次，才会有第二次。一点改变带来另一点改变，好结果激发更好的结果，雪球才会越滚越大。这是心理治疗师的能力：一个人从前是这样，现在还是，看出他的失败很容易，但是看出他哪里有了一点进步，再用一种欣赏的态度让对方接受自己的好，这是关键。这需要走得很慢才可以，一点儿都不能着急。

归根结底，这本书最终阐述的也是这个结论——不要着急。每一位心理治疗师都在和来访者演出双人舞，随时变换节奏，你走一走，他走一走，有时候还要停下来，等一等，而不是一味地催促。最终的舞步是否优美，不取决于你一个人跳得有多快、有多好，而在于双方的配合……找不到这样的配合也不着急。这是一本需要慢慢看的书，慢没有关系，重要的是你心里有底，改变正在发生。

相信人的可塑性，即是改变的开始

张沛超　武汉大学心理学硕士、哲学博士
著有《我的内在无穷大》

当编辑把这本书推荐给我的时候，我是不太喜欢这本书的书名的，尤其不喜欢"改变"这个词。

因为我的治疗哲学是觉知和接纳，所以当我看到"改变"时，我就在想：是不是把原来的书名改掉了？于是，我上网查了查，发现它的法语原文的确是谈论改变的。

通过这么一查，我对作者有了一些了解，她是居住在魁北克省的加拿大人，用法语进行写作。而且我发现，作者在自己的个人主页上声称自己已经退休。

哇，这可真是一件幸福的事情！因为我们行业的人其实很难真正做到全退，但这位同行可以在自己的个人主页上称自己为全退，看起来对自己的职业也没有什么遗憾了。

这样一来，我对这本书更加好奇，当一位已经退休的同行，想要向年轻的同行和大众分享有关心理治疗如何改变人的时候，我相信其中一定充满真知灼见。

因为年轻人大都爱说一些华丽的、大而空的话，而年长者则很少这样。当我细细地读作者的文字时，我发现果然如此。

幸运的是，我的督导师也有几位已经 80 多岁了，他们做这一行也非常久，我发现，在这个年龄段或者在这个层次的督导师，他们说的话都是很"毒"的，当然这个毒是加引号的——是很质朴的意思。究竟什么东西是花架子，什么东西是真的管用，我相信经过将近半个世纪的实践，对一位资深的治疗师而言，心中是再清楚不过的了。

关于心理治疗的改变，其实是有很多模型的，即使在精神分析的体系内，也有很多改变的模型。大抵来说，它可以分为以下三类。

第一类，通过系统的诠释使来访者达到领悟，修通内在而改变。

第二类，鼓励建立关系，使来访者与一位崭新的客体形成崭新的人际关系。在这段人际关系中，他的创伤得以修复，以这样的方式完成改变。

第三类，有些流派认为，在促进来访者不断诉说的过程中，来访者能够发现自己的无意识欲望，进而能做到在欲望面前不止步的一种勇敢的生活方式与态度，这也是一种改变。

当然，除了精神分析，其他各个流派都有自己的改变模型，但是，很重要的一点就是，大家认为：人是可以改变的。不只是症状被去除，精神分析也承诺，一个人的人格也有可能在这样一段特殊的旅行中被改变。

那么我们的作者，是如何谈论自己的改变经验的呢？

在这本书中，我看到作者通晓多门学问，她也谈到了神经系统的变化。这样一来，一个改变模型就被稳定地奠基在科学的基础上，但是作者并不拘泥于这种科学的视角。她也非常重视心理治疗师这个人的本身，他自己的能力，他自己的人格，甚至他的价值观。并且，作者认为每一对改变的关系，其实都是独特的，是主体间的。

在行文过程中，作者展开了非常博大的视角，在她的参考文献中，包含了英国、美国、法国等各个体系的精神分析的思想，这些思想在这本书中都有所体现，同时也包括了最近比较先进的研究，比如情感神经科学（affective neuroscience），以及丹尼尔·斯特恩（Daniel Stern）对于改变过程的研究，而这一部分，深受当代儿童发展心理学的研究的影响。

这本书的内容非常全面，但是她写得并不刻板。除了可以让大众了解心理治疗的大概过程，对专业人士而言，这本书也能够在一个高度上去回顾自己的治疗过程，同时，这也是一本非常重要的参考书。

当我写到这里，我不禁想起了中国的传统经典《易经》。《易经》的英文翻译"The Book of Changes"不就是改变之书吗？

"易"有三种含义：变易、不易、简易。虽然这本书并不是用古代经典的方式去写作的，但是它包含了变易、不易和简易。它兼顾了各个理论模型之间的差异，也重视了每一对治疗组合之间的人格配对，而且抓到了各个理论模型当中的共同因素，这使得它的模型也是简易明了的。

所以，我非常推荐这本书给大众以及我的同行们。

咨询这件事，步步惊心步步怡

李 仑 亚洲存在主义团体学会创立者

阅读这本书是一种"惊心动魄"的享受。因为作为临床心理咨询师在阅读它时，大脑会不由自主地跟着书中的某个片段、某个章节回到某个来访者咨询的那个空间的片刻，再次确认当时水平和垂直的互动是十分恰当的，再次反思有没有更好的干预方式。我深信每一位咨询师潜意识里都有一个幻想——在自己临终的那一刻，从业以来所有的来访者一一走过身旁，并对自己说："感谢你曾帮助我渡过那一段艰难的岁月，请你安心上路。"

我记得从业早期一位来访者曾经非常认真地问道："为什么听你说话还要付费呢？"当时，我的脑海里闪过一大堆关于心理咨询如何有效的书面语言，内心的焦虑使之浮上心头，而下面却有着另外的问题，与此同时，我也在问自己："凭什么你说的话就可以令人改变呢？"

当时联想到弗洛伊德的工作情境：被分析者躺在沙发上，就好像沉睡在妈妈的臂弯中；分析者弗洛伊德坐在一边，对被分析者所呈现出来的一切开展工作，就好像爸爸的智慧。如此这般，被分析者在一种慈悲与智慧的交织矩阵中，在一种所谓象征性的"父母双全"中，感受自己、解构痛苦、在联想中与梦对话、探索人类精神沉淀的历史。

然后，我对那位来访者说："现在我们之间有两个焦点，一个是语言意味着什么，另一个是金钱意味着什么。"

在咨访关系中，影响彼此的变量绝不只有语言和金钱，还有其他同样重要的东西，我相信在这本书里读者都可以看到。从这个意义上说，这是一本使心理咨询的工作过程变得更加通透的书。无论人与人之间的关系如何，通透都意味着平等，这也是一本还原咨访关系平等性的一本书。

后来，我与这位来访者一起度过了几年的咨询时光，我们共同拥有深刻的探索体验，彼此都学到了很多东西，当然她也在咨询过程中获得了她想要的和不想要的体验，这些都令她成为一个更加完整的个体。

然而，"为什么听你说话还要付费呢"这句话一直留在我的心里，这当然不是单纯地对咨询师临床资格与能力的一种叩问，更像是人类在问自己："我们究竟该如何帮助我们自己？"

希望开始阅读本书的你，能够从中找到属于自己的答案。

　　本书中收录了多个临床案例，旨在诠释本书中提到的理论构想。为了尊重来访者的隐私，这些案例融合并借鉴了不同临床情况中的元素，涉及的人物信息也有所改动。如有任何与真实事件的相似之处，纯属偶然。

前言

是什么让来访者在心理治疗中发生改变？这是很多人都有的疑问。为何每周定时与心理治疗师进行访谈，就会使人改变对自己的看法，改善人际关系，从痛不欲生的抑郁中走出来，不再焦虑，用更乐观的心态面对生活？这种方式与向好友倾诉有何不同？

界定心理治疗中推动改变进程的各个维度和因素，是我从业以来一直关注的问题。我从事精神分析取向心理治疗已有 40 多年，在执业过程中，我时常感到欣慰和满足，但也曾遭遇挫折，甚至偶尔会感到痛苦。我陪伴过数百人在治疗中遇见自己，很多人会在治疗结束时对我表示感谢，他们常常热泪盈眶，感谢我帮助他们活出自我。这种认可是我最大的收获。这种情况该如何解释呢？其实很难解释清楚。我也不得不承认，在我的职业生涯中，并非只有成功，而失败的经历会促使我反思背后的成因。心理治疗中的改变是一个相当神秘的过程，现在，我已经投入对心理治疗师的培训工作，我比以往任何时候都更重视这一点。

在我的一生中，我也曾多次接受心理咨询。年轻的时候，我接受过两种不同取向的心理治疗，一次是与一位人本主义取向的心理学家，另一次是与一位精神分析取向的心理治疗师。后来，当我正式开始执业时，我又接受了两个阶段的精神分析治疗，每一段都长达数年之久。而当我决定终止心理治疗师的执业生涯后，我又接受了较为短程的心理咨询，试图更好地理解终止执业的前景在我内心激发的矛盾情绪。也就是说，我一共经历过 5 位心理治疗师。他们每个人的风格都独树一帜，带给我的东西也截然不同。其中有一段经历深刻地改变了我。在经历了几段不尽相同的治疗关系之后，我意识到，与治疗方法或工作流程相比，在这段旅程中发挥决定性作用的一个因素是心理治疗师本人。

要想结束一段持续数年的治疗关系，需要进行哀悼工作。一段治疗关系结束之后的很长一段时间内，我们都将深受影响，萦怀不去。而分离让我们在面对这段充满情感张力的历程时能后退一步，与那些深刻而关键的时刻保持一定的距离。这种哀悼工作促使我进行反思，思考是什么因素触发了改变，同时，在某些时刻又是哪些因素阻碍了改变的进程。在这本书中，我将个人反思进行汇编，对一些经历进行综述，包括我作为来访者和心理治疗师的体验与理解，以及对一些文献典籍的所学所想。书中也描述了我在儿童和成人心理治疗领域的实践经验，以及我为心理治疗师提供督导和培训的经验。我并不认为自己已经全面参透了这个复杂的、多因素交织的过程，但我可以肯定的是，书中讲述的内容都扎根于我的情感经验。这本书会告诉你们，是什么对我的内心产生了深远的影响。

心理治疗中的多个维度会同时推动改变的进程。在写这本书的时候，我遇到的困难之一就是解释这种协同效应。首先，我要对这个过程中的每一个成分进行定义，并解释它们之间发生的相互作用。由于所有的组成部分之间都会相互影响，所以当我在解释一个维度与另一个维度的交互作用时，另一个维度却还没有被定义。因此，我的主要挑战是必须确定相关因素呈现的先后顺序，尽量避免重复。诚然，我无法面面俱到，但这些问题也有助于揭示这一过程的复杂性和所有相关因素之间的密切联系。在不同的情境中用不同的术语重复阐述同一件事，更有助于把握其完整的含义。

为了更全面地认识心理治疗中发生的改变，我认为应该先从一般的改变谈起，因为改变并非心理治疗所独有；它是生活中的一种现象。下一步是定义心理治疗的内容。四大学派提出了不同的治疗方法，每一种方法都涉及多种实践和技术。为了不在繁复多样的疗法中迷失，我们将梳理出几条脉络，引导未来的来访者和心理治疗师走向对他们而言最适合的方法。

如果不界定寻求改变的来访者的痛苦特征，又如何更好地讨论心理治疗中的改变呢？因此，我觉得有必要阐述关于健康心理和心理病理学的一些观念，这些观念至今依然对我的工作具有指导意义。我将借此机会阐述影响我对改变过程理解的学派及其研究成果，主要是丹尼尔·斯特恩（Daniel Stern）和他的团队对心理治疗中当下时刻的研究，受威尔弗雷德·R.比昂（Wilfred R. Bion）启发的精神分析学派中关于心理功能的概念，思考心身联系的心身医学理念，以及神经科学的贡献。接着，我将论述心理治疗中改变进程会面临的风云变幻、改变的特点、驱动改变的引擎以及任何一个希望加入改变进程的人所难以避免的矛盾心理。

改变的进程从潜在来访者与心理治疗师的初次见面就开始了。初步访谈是心理治疗供需对接的场所，具有决定性的意义。在最初的几次访谈中，心理治疗师与来访者将订立治疗合同，并就心理治疗开展的框架达成协议，而这又是支持治疗过程的另一个关键因素。

本书第一至八章将围绕治疗关系展开，这是改变发生的最理想场所。这几章将讨论心理治疗中的共情和主体间性、治疗联盟和情感倾听——心理治疗师的主要工具。心理治疗师的任务之一，就是要从来访者的无意识层面中找出其痛苦的根源。在这里，个体内在心理维度和主体间维度的互动就开始发挥作用了。此外，从心身医学的角度来看，接受心理治疗的来访者往往会出现身体上的痛苦，这一点不容忽视，这一内容是第九章的主题。如何在这种情况下思考病躯，是第十章讨论的主题。

心理治疗关乎两个主体的相遇。踏上心理治疗之旅的两个人携手努力，目的是让改变过程能在隐性和显性层面同时发生。而心理治疗师在这个过程中发挥什么作用？我们如何理解他的功能和工作性质？心理干预的内容、目的又是什么？这些问题都将在关于改变动因的第十一章中进行探讨。

心理治疗的终止，特别是长程心理治疗有其特殊性，它不仅关系到来访者，还会影响心理治疗师。如果心理治疗是一场双人探险，那么它的终止也是一段双人之旅。因此，本书第十二章专门围绕这个问题进行探讨。另外，从事心理治疗需要心理治疗师进行大量的身心投入。成为一名心理治疗师，培养自己的职业身份认同、独特性和创造性，也是一个漫长的改变过程，不只关乎理论和技术知识的掌握。这一点将是本书第十三章的主题。

目录

就目前而言，对健康心理和病理心理提出一个统一的、能够达成共识的概念暂不可能。

在临床实践中，每位心理治疗师都会结合自己的经验，努力从理论层面解释自己成功和失败的原因，由此形成与自己的工作方法相协调的理念，而他的这种理念融合了不同理论中的不同方面。

第四章　心理治疗中改变的风云变幻　　　　　　／053

能够遵循改变的轨迹并随之不断地进行调整，这需要心理治疗师和来访者这对组合具有灵活性。就像在波涛汹涌的大海上，任由船只被海浪裹挟前行，这会让心理治疗师和来访者都感到焦虑。

来访者往往比心理治疗师更清楚自己该走哪条路，因为这个过程是在来访者的内心进行的。此外，最初的痛苦也往往比治疗过程中开辟新的道路更容易忍受，因为这些新的道路又会为他带来更多的痛苦，而那又是他始终在想方设法回避的痛苦。

如果这两人都害怕走上一条对他们来说似乎更崎岖曲折的道路，那么他们之间就会建立起一种无意识的默契联盟，这可能会成为阻断改变过程的威胁。

第五章　心理治疗的需求与供给　　　　　　　　／069

在自己当下意识范围内的感受中被看见、被听见、被理解，是来访者与心理治疗师建立信任关系的必要条件。

当一个人希望接受心理治疗时，初步的访谈和最初几次的会面将对启动改变过程起到决定性作用。其中，有几个要素在发挥作用。他如何表现自己？他用怎样的方式提出自己的诉求？他的痛苦和动机的本质是什么？心理治疗师应该如何自我定位，最大限度地激活改变的动力？

第六章　治疗框架　　　　　　　　　　　　　　／093

在心理治疗中，框架决定了改变过程能够被触发的环境。

人们往往倾向于将框架简化为心理治疗的组织维度：日程、节奏、收费标准、付费方式等。然而，框架远不仅限于技术性和形式的维度。它更多的是指心理治疗师的内心倾向，其背后是基于对心理治疗中改变过程的理解而形成的一整套逻辑。

鉴于心理治疗师与来访者将投身的工作的性质，他们的关系很可能会经历震荡、愤怒、争吵和修复的时刻，这需要诚实和互相尊重。因此需要营造一个环境，让来访者能在其中感到足够的自由，从而去感受内心产生的所有情绪，容忍所有浮现在脑海中的想法并将其表达出来，甚至可能是那些攻击心理治疗师的想法。心理治疗师则必须为自己创造有利的工作条件帮助自己保持共情的倾听能力，这样才能克服这些艰难的时刻。

在心理治疗中，来访者和心理治疗师一起同时追求两个目标。首先，他们从一开始就一个明确的目标达成一致，即治疗的目标和实现目标的手段。在访谈中，双方都会朝着这个目标努力，并重点关注来访者的人际关系问题、有害的行为或态度、负面情绪、干扰思想、记忆、梦境等所有来访者有意识地表达出来的内容。

其次，在向着明确的目标迈进时，双方都心照不宣地关注着在无意识领域发展的关系的氛围，因为两个人都希望这个关系对他们有益。

任意两个人自首次相遇的最初时刻起，就会开展一种双向的印象交流；一种非语言的、反射性的、隐性的情感交流被激活，两人都会立即以反射性的、无意识的方式做出反应，这就是右脑与右脑之间的交流。

情感倾听有助于支持、重启甚至触发来访者的主体化过程。来访者往往不善于倾听自己的声音，他已经养成了用各种方式来抵御干扰情绪的习惯。为了内化自己的经验，他们必须重新学习或从头学习倾听自己的情绪，以及如何更好地处理情绪。为了帮助来访者完成这项任务，心理治疗师必须能够捕获来访者未能觉察的东西。

当来访者前来咨询时，盘踞内心的痛苦证明了他自身内存在某些他未能觉察的东西。寻求咨询的目的是解开这个心理功能的谜团，更好地界定原因。即使来访者对自己痛苦的来源并无觉知，但他的某些部分也"知道"一些事情。那些未经思考、未被感知、未被内化的东西也在他的身上留下了痕迹。当他进入一段关系时，这些痕迹会不知不觉地表现出来。

治疗框架鼓励让痛苦所有可能的表现形式展露出来，这将为心理治疗师提供线索，使他能够思考痛苦的起源，并根据来访者的需要对交流进行调谐。然而，有一点是心理治疗师不容忽视的。他认为自己对来访者痛苦的理解，可能只是他的一种思维建构，因为只有来访者自己能够在某种程度上"知道"深深烙印在他内心的这种痛苦。

在心理治疗中，我们经常会与有各种身体症状的来访者合作，比如过敏、慢性病或者反复复发的轻症。人们往往认为自己的身体状况与需要接受心理治疗的问题毫不相干。

有时，我们也会遇到一些身患严重身体疾病（甚至是致命的疾病）的来访者，他们咨询的原因是希望在这种考验中获得陪伴和支持，其中有些人会表示希望赋予自己的遭遇以意义。

在长期的心理治疗过程中，如果我们相信心身医学对健康和疾病的观念，就很难忽视身体上的痛苦。经过观察，我们发现这些痛苦往往会在治疗过程中的特定时刻表现出来。

▶ 第一章 改变

ONE

接受改变，就要接受改变的常态化，

世间没有什么是一成不变的。

因此，改变就是任由自己被无情的风云变幻所裹挟。

——弗朗索瓦·鲁斯唐（François Roustang）

生活即改变

从出生到死亡，我们一直在发生改变。身体在生长、发育和衰老，而我们的思想也在发生改变。这里我们要讨论的正是这种改变。一生中，我们学习应对突发事件，建立人际关系；我们开发出自己的行为和应对方式，以此适应环境；这些研习不断地改变着我们对世界和自身的看法。改变成了我们日常生活中至关重要的组成部分，因此，我们可以毫不犹豫地说，生活即改变。

人格的改变与发展

在生命的某些阶段，人会加速发生变化，甚至是翻天覆地的变化。

这些变化能从外部觉察到，也能从自身内部感知到。在生命的最初几个月中，婴儿会发生巨变。通过与抚养者的交流，婴儿习得了情感沟通的基础知识，这将引导他余生的人际交往方式。若一切发展顺利，他与抚养者之间会逐渐建立起依恋关系，他不再只以自我需求为中心地自恋，而是发展出一种与人交往的能力，而爱会在其中占据越来越重要的位置。在青少年时期，青春期赋予年轻人生殖能力，让他们感受到本能的冲动，以及交往和情感中的动荡不安，而这为人熟知的青春期的澎湃和不羁，促使他们逃脱父母的束缚，向成人的性征发展。

从生命初始的前几年直到青春期结束，这些改变促进了人格的发展，这是一种借由所有学习之总和而获得的功能结构。人格是在脾性的基础上发展的，脾性本身植根于个体独有的生物性，更重要的是，它带有人生最初交往经验的印记，而这也会帮助塑造人的禀性。人格反映了个体处理人际关系的方式，揭示了每个人焦虑、惶惑的原因，并由此形成自我防御的策略。这些学习在很大程度上不属于意识范畴。因此，是人格促使我们做出行动和反应，而我们往往不明白何以如此，是什么真正激发了自己这样或那样的行为。我们总是可以援引某些理由来为这些行为辩护，但事实证明，这些理由往往与激发行动或反应的根本动机相去甚远。

改变与人生的风云变幻

即使人格会在青春期末达到一个相对稳定的结构，在那以后，人仍将继续发生改变。浮沉于世半辈子，人开始感到流年似水，觉得是时候重新规划事业和人际关系了：这是中年危机和忧郁症在作祟。子女成年离家，自己迈向退休，这都是人生的几个重要阶段，会让人对身份认同和生活意义产生怀疑，内心也会随之发生变化。衰老、随之而来的身体素质下降和人际关系流失，以及被迫不断地经历哀悼和告别，都会让个体发生改变。所有这些重要的阶段与业已养成的习惯相冲突，迫使人们重新适应，从而带来情感和身份认同上的重要变化。

我们的改变不仅仅发生在这些关键阶段。我们所经历的挫折、疾病、变故、职业的重大转型、惨痛的损失、丧亲之痛，都会激发剧烈的情绪动荡，改变我们对人生的看法，以及对自己在世界中所处地位的认知。更微妙的是，每一种新的，无论是多么微小的体验，每一次与同类的相遇，无论是直接的相逢还是通过文化媒介的邂逅（阅读、电影、戏剧、绘画等），甚至是每一次与非人类环境的接触（家养动物、野外郊游、自然现象等），都会改变我们的思想，改变我们自身。所有这些改变都有助于塑造每一个独特的个体，因为即使每个人都经历相同的发展阶段，每个人收获的成长和途经的旅程都是自成一派、独一无二的，它植根于不尽相同的人生历练和特定的人际关系之中。

身份认同的改变和构成

一生中，我们经历的改变会塑造身份认同，即我们对自己作为一个独特、自主、鲜明的个体的表征。与人格不同，一旦成年，人格结构就相对稳定，而身份认同不是一个固定的、一劳永逸的东西。人的一生中，身份认同会不断地起伏波动，当我们遇到新的重要经历、某个人生的阶段或重要考验时，它就会发生变化。正如经历过某些际遇后，我们会感觉自己变了，与从前不再一样了。

伊迪斯·雅各布森（Edith Jacobson，1975）认为，身份认同的形成是指我们与自体融合和统一的主观体验。它是一种持续的、不间断的感觉：尽管一生中发生了许多改变，尽管我们有时感觉自己已经变了，但我们知道自己仍是同一个人。身份认同由自我的多种表征构成，其中一些表征是有意识的（例如，我们对自己的外貌、社会地位、价值观和理想价值的认知），而许多表征是无意识的（深层次的欲望、无意识的理想、被内化的禁忌、行为模式和已然成为条件反射的思维和感知方式）。

唐纳德·温尼科特（Donald Winnicott，1969）称"真实自我"是身份认同的核心。对他来说，这是一个人最真实和核心的部分。"真实自我"不仅会表现在与冲动和情绪相关的身体的力量运动中，还会表现为身体和生理所自然流露出来的东西，如天赋、品位、自发兴趣等。出生时，婴儿能感觉到自己身体的动作，但不知道该如何认识自己。他对自己的行为有意识，但还没有发展出自己是行为的主人的意识。自我意识或神经科学家所称的"意识的意识"，即我们在创造、感受、思考现实的各个方面的过程中对自己的意识。[1] 为了能使他认识到"真实自我"流露出来的表现来源于他自己，他身边的人必须为他指出来源于他自身的东西。正是因为大人用语言对孩子做的、经历的、表达的东西进行描述，孩子才能学会认识并表述自己的感受，他才能学会把自己描述成一个温柔、愤怒、浪漫的人等。如果这种认识正确地反映了孩子的现实情况，它会让孩子感到自己的生命是鲜活的、真实的。

因此，他人的眼光在自我意识的早期发展过程中起着主导作用。在那之后，在整个生命旅程中，认同都会对他人的看法保持敏感。每段人际关系都会让我们质疑甚至动摇自我认同，因为我们身上总有某些自己都不了解的部分，但当他人感知到了并向我们发出反馈时，就会撼动我们的身份认同。[2]

对"真实自我"的意识决定了主体的地位。在精神分析中，我们用这个术语指那些谈到自己的冲动、情感、意图和欲望时，被证明是有能力说出"我"的人，因为他感觉自己就是那样的，并全然接受。这种自我意识并不总是存在。我们可能会对某些内心活动、扰乱情绪、驱动我们行为的不那么崇高的意图毫无察觉。我们会采取行动，并对自己的行为、想法、反应有所意识，但仍然不知道是什么在滋养着它们。成为完全的主体意味着一个人必须认识自己的本源，接受真实自我的全部。

改变与神经连接

大部分改变在潜移默化中发生

改变或是这里具体讨论的情绪变化，是一个复杂的过程，是一个不为意识所察觉的过程，主要涉及负责情绪和直觉的右半脑的某些部分。右半脑有选择性的识别系统和感官知觉能力，它在不断地收集有关个体环境的数据。这些感觉会触发情绪，结合各种生活经历，让右半脑明白情绪对我们产生的影响。感知到的情绪是愉快的吗？如果是，那么我们会希望复制它，并建立行为或心理策略来实现这一目标。相反，如果这种感觉会造成不愉快的紧张感，那么我们将设法摆脱引发这种情绪的情境，或是设法自我防御。因此，经年累月，通过创建各种神经元的连接，连接感觉、情绪、思想和行为，人的大脑开始发展感知、感觉、想象、思考和行为的方式，这对每个人而言都是独一无二的，会变成人的自动机制。

最初，人的大脑开发这些行为方式是为了适应那时的情境。而在成为反射之后，即使眼下的环境不再相同，它们也会被自动触发，但可能不再适应当前的情况。其中包括行为模式与思考和感受的模式。然而，这种复制既有的倾向，并不会让我们永远处于无法摆脱的僵化状态，因为那些最复杂、最宽阔的大脑区域的神经元保留了可塑性，为神经重组提供了可能，从而能对这些自动机制进行修改。[3] 因此，即使这些自动机制因不适应当下的情境而对人产生不利影响，之后还有对其进行矫正的希望和可能。但是，实现这些改变需要特殊的条件，如果没有外部的帮助，[4] 那么这些条件往往难以满足。而这就是心理治疗可以发挥作用的时刻。

两根神经轴上的整合工作：身体－心理；情感－认知

右半脑在神经系统的上行和下行轴中提供了许多神经元连接。这些神经元连接将皮层（负责有意识思维）、边缘系统（参与触发情绪和长期记忆）和脑干（负责新陈代谢和初级行为）与身体的各个器官相连。通过这些连接，右半脑负责情感生活，以及身体表现、情绪、行为和思想之间的整合，并以视觉空间的、感官的、直觉的和极其迅速的方式运作。右半脑以一种全局性的、实质性的方式进行感知。它产生的思想主要以非语言和非意识的意象与隐喻形式呈现，且根据一种感性逻辑而非理性逻辑串联在一起。即使这些思想的产生没有被意识觉察，但是当负责逻辑推理的左半脑处于休息状态时，无论我们是在睡眠阶段还是沉湎于白日梦时，意象似乎就会毫无来由地出现，我们就会对这些思想产生意识。右半脑发挥的作用也体现在那些豁然开朗的时刻，感觉一切似乎都顺理成章，水到渠成，如同拨云见日一般，也不必用逻辑和理性的方式去思考、斟酌。这是下意识的直觉思维。右半脑负责的是隐性的改变，以及情感和关系领域的学习，且往往是在意识范围之外发生的。

而左半脑和边缘系统与身体其余部分的连接较少。左半脑是语言的中心。它的运作讲求合理、逻辑和语法。它产生的思想是有意识的、可言说的、抽象的、分析性的、有针对性的且有重点的：这是有意识的理性思想产生的位置。[5]

两个半脑之间还有横向的交流通路可以促进信息的交换。这种通路使左脑产生的有意识的理性思想与直觉产生的意象（images）和思想相结合，而后者与来源于右半脑的行为、感受和情绪相连接。整合是一个双向的过程，即上下整合和左右整合。整合促进了反思和内省所需的所有信息的自由流动。它帮助我们考量权衡一个情境的各个方面，以便更好地评估和理解它，从而实现最佳的适应。因此，人们认为，心理健康的核心要素就是理想的纵向与横向的整合，而与创伤经历相关的高强度的压力，会普遍导致思想、行为、感受和情感之间的分裂和脱节。[6]

大脑功能极其复杂，即使双轴整合未达到极端分裂的程度，也会存在缺陷，导致信息不能自由地流动，从而阻碍适应。例如，在西方社会中，我们往往会高估理性和语言思维，牺牲情绪和直觉，后者也往往更容易引发焦虑。因此，我们很容易忽视来自情绪和直觉思维的信息，甚至对此充耳不闻。然而，正如安东尼奥·达马西奥（Antonio Damasio，1994）所言，有些复杂的情境会关系到情绪的方方面面，例如当我们必须做出判断或艰难的决定时（离开不舒心的工作、与配偶分离，抑或是解决某个争端），负责情绪的半脑提供的信息对于引领思考而言至关重要。为了能顺利地进行适应，我们必须倾听自己的情绪，并将情绪传递给我们的信息纳入考量。因此，我们如何处理这些信息，会决定我们判断的质量以及潜在的改变。

倾听寓于意象中的情绪和思想并非易事。情绪是本能地、极快地、无意识地被触发的生理现象。[7]个体为了感受情绪，即触及情感，把情绪带到意识层面，就必须关注情绪的化身——自己内心的感觉。事实并非总是如此，要么是因为我们的思想被其他事物盘踞，要么是因为这些感觉令人不快，会引发紧张和焦虑，因此，我们总是努力地压抑这些感觉。然而，如果我们能在足够长的时间内对这些感觉保持关注，让情感得以成形，并且能接受它而不是去指责它、抑制它，就只是如旁观者般见证它的存在，负责情绪的半脑就会自主发挥精神联络的功能并产生意象。这些意象在与其他曾经触发了类似情绪的经历和记忆进行比较之后就会出现。

意象思维在潜移默化中发展，大体上不受意识控制。但是，如果人的脑海中出现的事物得到了专心的关注，即使不去试图引导这些思想，它们也能够进入意识。当这些思想进入意识层时，人们就可以将它们用言语表达出来。因此，这既可以用于反思性的思考和自省，也可能带来顿悟和意识觉醒。意识觉醒来自对身体、情绪、隐喻思维和语言思维释放的所有信息进行的整合。

即使我们能够容纳情感，让与之相关的意象得以形成，还可能会有另一个阻碍信息自由流动的障碍出现，从而干扰左右半脑的协同努力。有时，出于精神原因或是因为会影响自尊，有些意象实在令人难以忍受。这时，无意识的防御机制就会开始运作，将这些意象推离意识范围之外，这些信息就会从反思性思考中被抽离，并妨碍我们的内省工作。

为了让改变发生，意象思维必须先于有意识的语言思维，并对语言思维进行滋养。正如弗朗索瓦·鲁斯唐（2009）所言，"身体在说话之前会先思考"。理性思维若与其躯体根基相割离，只会造成对经验的片面评估和错误判断。但是，当身体与精神、情感与认知的整合完成之后，发生的改变会给人一种统一、灵活、和谐和流畅的感觉，以及一种内在的幸福感，能让人在面对日常生活中固有的艰辛时更加坚韧，对环境也有更强大的适应性。

主体间的相遇必不可少

负责情绪的半脑是改变发生的主要动力，它将人在与外部环境交往接触时被唤醒的身体感受集聚在一起，以此触发情绪，并对这些被唤醒的身体感受做出回应。主观经验中最重要的，是那些我们与同类交往时产生的经验。它们会触发一系列我们经常不太留意的感性印象，但这些印象会不断地滋养隐性的直觉思维。一个人对另一个人产生的这种印象既不可被评估，也不可被量化，但是十分真实。正如弗朗索瓦·鲁斯唐所言："我们可以评估眼睛的功能，但我们不能衡量眼神的力量，我们可以丈量人与人之间交流时保持的距离，并从中找到社会风俗的线索，但是无法计算讲者对听众施加的影响的强度。"[8] 即使我们没有刻意予以关注，但我们对这些不可量化的领域的感知却十分灵敏，我们受到的影响是毋庸置疑的。在这种隐性的情感交流中，出现了一个主体间世界。在这个世界中，他人的情绪和思想与我们自己的情绪和思想在不断地进行对话，互相影响和改变。这种与他人共同创造的持续交流构成了丹尼尔·斯特恩（2003）提出的"主体间性母体"（intersubjective matrix）。正是通过这种关系性交易，主体才得以建立。生活体验可以是情感、认知、感官或肢体层面的，但是若要产生这种富有创意性的影响，就必须在精神层面上与他人分享。正如斯特恩所言，每个人都应该能够说"我知道你知道我知道"或"我感觉你感觉到了我的感觉"。

在成长的初期阶段，主体间相遇促使抚养者能够回应婴儿自发流露出来的感受和需求。婴儿进行交流，释放信息，并等待外界环境的回应，但他尚未意识到这些心理活动来源于他自己，他还不知道自己就是它们的主人。正因为他者的真实存在，以及他们针对婴儿所表现出的需求而调整后的反应，支撑了婴儿的思维、自我意识和他者意识的发展。当婴儿长到 6～8 个月大时，如果最初的主体间交流是积极的、结构化的，他就更能意识到自己就是行动的主人和需求的发源地。同时，他也开始明白自己的健康、幸福在很大程度上取决于他者的照顾，于是就会出现失去他者的恐惧，这会使他发展出依恋的纽带。也正是从这一刻起，孩子与他者交流时的感觉里出现了本能的冲动，这也为主体间的相遇添上了目的性的色彩。孩子在对自己的需求变得更有意识之后，会向抚养者提出爱和排他性的要求。如果他接收到与自己的情绪相应的回应，那么他将逐渐发展出一种在关系中也考虑到对方需求的能力，并逐步向更深度的社会化演进。爱，会在他的交往中占据愈发重要的位置。

若要有这样的发展，主体间的相遇需要关系中的人躬亲参与。当自我意识得到充分发展之后，对象的真实存在对主体间相遇的效用就不再那么必不可少。文化、艺术、信件可以发挥这种作用，因为它们承载了大量会影响我们甚至让我们发生转变的情感和思想。若个体无法在最初的关系交往中充分发展自己的"真实自我"，那么另一个人的真实存在和情感赋予对于触发重大转变的发生，并重新启动主体化过程至关重要。这就是为什么主体间的相遇在心理治疗中非常重要，我们将在后面的章节中探讨这个主题。

当改变不再自发出现

改变是每天的日常生活中会出现的正常的、自发的、流畅的现象。在大多数情况下，改变的发生不会引起任何人的关切。但有时，人可能会陷入僵化的、不适当的行为、态度、思维方式或情绪反应，始终走不出来，感到身陷囹圄，无能为力。他会深受折磨，但无法摆脱这些自动机制的桎梏。改变失去了其流畅性，甚至会失败。这种障碍很有可能是由人对某些情绪和（或）想法充耳不闻导致的，因为他已经对这种情绪和（或）思想建立起了厚重的防御墙。

通常，我们所谓消极的情绪会令人难以忍受，如羞耻、恐惧、内疚、愤怒、怨恨等，因为它们会令我们感到不适。我们会倾向于抑制、忽略或彻底压抑这些情绪，然而这会阻碍思维整合工作的顺利进行。我们有时也会压抑那些自然流露的想法，或许是因为我们谴责这种思想，抑或是因为它们损害了我们的自尊。被忽略的情绪或思想成了缺失的一环，会干扰某一根轴上的神经整合。之后，我们为了适应而做出的努力可能会引发消极的改变，反而让我们更加无法适应，这将导致僵化的思维和行为方式，让我们感到内心不适，甚至会产生永久性的易怒、无法控制的焦虑和弥散性的抑郁感。若是由于抑制或拒绝接纳某种情绪，抑或是因为对一种萦怀难释的想法浑然不知而触发了某种改变，那么这种改变是反进化的，与嗜睡和硬化症的性质类似；在最严重的情况下，它甚至可能导致精神死亡。对形势的处理过于理性化会导致一些情感和（或）关系上的困难，这种做法会把直觉思维提供的信息排斥在外。为了走出这种困境，重新找回灵活的改变能力，人们必须重新学习如何聆听自体情绪传递的信息。

专注于自身的变化，意味着要长时间地进行思考，以便使脑海中出现的一切都能展现出来，即使是我们试图回避的部分，也都能呈现出全部的面貌。对于没有这种习惯的人来说，这么做可能会引发恐惧。最开始，他可能会顿感大脑一片空白，面前似乎是一张巨大的白纸，他没有任由自己跟着感觉走的既往经验，也不认为从这片空白中会出现什么好东西。在他与这片空白僵持不下时，不确定性带来的不适感会让他很快动摇，迫使他重新占据主动，并轻易地退回到寻求解决方案的老路中，而这一切都将徒劳无功。

但是，只要有勇气和毅力就可以做到。法国作家查尔斯·朱丽叶（Charles Juliet）的《日记》就是一个成功典范。朱丽叶从事医学研究，但心理遭受折磨，因此他决定放弃一切投身写作，就是为了驯化自己，更好地了解是什么让他如此煎熬。主体间的相遇对于滋养可能促发改变的感性思维至关重要，他在阅读著作的过程中，在与创作者、艺术家、雕塑家和画家的这种对话中获得了主体间的相遇。《日记》的前三卷条分缕析地说明了孑然一身实现这一目标的困难所在。[9]

这一过程唤醒了长期被回避的痛苦情绪，与自我的相遇会让我们遭受更大的痛苦，更甚于我们努力摆脱的痛苦。这就需要无坚不摧的勇气和强大的毅力，但并非每个人都有这样的天赋。这时候，来自外部的援助，如心理治疗所提供的帮助，以陪伴、支持和规范这种自我驯化的旅程，也许十分必要。

▶ 第二章 心理治疗

TWO

现在我回到了我的童年。我适应着它的血肉与骨骼。

我用已经逝去的生命之源温暖自己，

像一只蜷在壁炉边打着呼噜的猫。

——安妮·赫伯特（Anne Hébert）

何谓心理治疗

法国第二十一号法是一部修订《职业法则》及心理健康和人际关系领域其他立法的法律，它定义并保留了心理治疗的实践以及心理治疗师的职衔。其中，对心理治疗的定义如下："针对精神障碍、行为障碍或任何其他引起心理痛苦或困扰的问题的治疗，旨在促进来访者的认知、情感或行为功能、人际关系体系、人格或健康状况发生重大的改变。这种治疗超出了解决常见问题或是仅仅提供建议或支持的范畴。"

心理治疗旨在带来重大的改变，这种改变超越了行为或态度上的简单改变。例如，那些通过意志的努力就可以实现的行为或态度上的转变。深度的改变最终应该体现在更好的情绪调节、人际关系的改善和更牢固的身份认同上。这种改变应尽可能稳定，不会一受到干扰就动摇。换句话说，有效的心理治疗应该改变神经连接，以更好地整合感觉、情绪、行为和思想。

但是，这个定义没有具体说明这种"治疗"是什么。许多医疗专业人士为精神障碍、行为障碍或其他导致心理痛苦或压力的人工作。他们的干预之所以与心理治疗不同，是因为心理治疗更侧重于"那些组织并调节人的精神和心理功能的因素，科学界公认的理论模型都是这么思考并运作的"。[10] 那么这些模型是什么呢？

近几十年来，心理治疗实现了长足的发展。今天，各类心理治疗的技术和方法百花齐放，每种技术和实践都有自己的价值。对于那些想要寻求咨询，却对该领域一无所知的人来说，很难知道自己到底应该求助于哪种心理治疗，哪种方法是基于严谨和公认的数据之上，哪种方法又最适合他们各自的情况。对心理治疗师而言，在公共服务部门或私人诊所工作的心理治疗师也面临各种各样不同的需求和问题，他们必须思考采用哪种疗法以最适合某个特定的情况。

在更深入地探讨改变之前，我希望先在本章中阐明一些要点。首先，我将介绍心理治疗的主要学派，然后我会就选择心理治疗师或特定形式的心理治疗时应考虑的因素和标准提供一些思路。

心理治疗的主要学派

大多数因有治疗价值而被提出和认可的方法与实践都可以被归入4个主要的理论学派。这些学派有一个共同点：它们都源于两个独特个体之间建立的关系，在这趟独特的旅程中，有意识和（或）无意识的精神或心理历程会得到关注。每一种学派都用自己的方式致力于实现整合。[11]
不同学派之间的主要差异在于：如何界定心理健康和心理病理现象；对
治疗过程的理念构建，主要关乎一个个体如何对另一个个体施加影响；
以及如何将这种关系用于治疗目的。

人本主义疗法

人本主义疗法是卡尔·罗杰斯（Carl Rogers）首创的一种所谓的
"以来访者为中心"的心理疗法。它建立在一种对人类的理念构想之上，
即每个人都有认识自我的能力和解决自身心理问题的能力，以此在社会
中正常生存、在生活中找到乐趣。个体可能会暂时缺失这种能力。良好
的自尊心是维持这种能力的基础，而自尊心在很大程度上取决于个体早
年在家庭中树立的比较牢固的身份认同。当原生环境无法实现这种发展
时，为了填补这一缺陷，个体可以与能够创造有利氛围并经过适当培训
的人员进行接触。因此，罗杰斯提倡心理治疗师在对待来访者时要流露
温暖和真实的情感，以及无条件支持的积极态度。

人本主义疗法的原则反映了心理干预的基本价值观。心理治疗的首
要目标不是症状的消减，而是个体的成长。这种治疗关系旨在努力为来
访者提供一段矫治经验，即来访者能通过这段关系获得更积极的自我形
象，从而能够学习用不同的方式应对自己的情绪。心理治疗师的共情有
助于减少来访者的防备心和羞耻感，帮助他调节自己的情绪，从而鼓励
他的自我表达和冒险精神。在心理治疗师的帮助下，来访者对眼下的困
难有了更强的意识和更深的体会，并根据自己的本性和真实感受做出决
策。因此，正如克佐利诺（Cozolino，2012）所言，这种人本主义的心
理治疗方法通过同时激活认知、情绪和情绪调节促进神经元的整合。

随着人本主义疗法的发展，一些细分学派出现了。弗里茨·皮尔斯（Fritz Perls）首创的格式塔疗法（Gestalt Therapy），是人本主义学派应用最广泛的疗法之一。它主张对个体进行整体性的治疗，主要考虑个体的 5 个维度：躯体、情绪、心理、社会性和精神。而"关系心理疗法"是将英国一些学派对客体关系的概念与格式塔疗法进行融合后的产物，它也被称为"格式塔客体关系心理疗法"（Object Relations Gestalt Psychotherapy，ORGP）。

认知行为疗法

认知行为疗法（Cognitive Behavioral Therapy，CBT）建立在实验心理学研究，以及认知科学中对感知、智力、语言、推理、意识等思维机制的学习理论之上。这种疗法认为，心理障碍与错误的思想、评估、信仰或不当的行为有关。治疗方法侧重于让症状消失，矫正不当的行为和错误的想法，并且不是简单通过意志的努力达成，而是要明确、分析和理解症状背后真正的动因。从这个意义上说，它有助于思想、情绪和行为之间的整合。这种心理治疗形式往往比其他 3 种形式更具指导性和务实性，并且采用诸如讲述、认知重组、自我肯定、放松、冥想等技术，主要采用的是短程治疗（6 ~ 15 次访谈），也可以有其他形式。

最近，一个基于这种疗法发起的运动开创了一些特定的长程心理治疗的形式，可以解决更严重的或根深蒂固的问题。例如，杨（Young）的图式治疗和接纳与承诺疗法（ACT）。

系统疗法

系统疗法认为，每个人都是不同系统中的一个组成部分，如夫妻、核心家庭、大家庭、工作环境、所属的社会群体等。每个系统都有自己的运作模式、规则和内部规律，且蕴含无意识的价值观和情绪，这些都在不知不觉中对个体施加影响。例如，家族历史会有意识和无意识地影响个体；而个体往往会不自觉地带有世代相传的家族价值观、情感和行为方式。这一学派认为，个体的问题之所以出现并持续存在，是因为个体与影响个体的不同系统之间的相互作用。

因此，这种治疗方法认为，在家庭治疗、团体治疗或个人治疗中，我们不仅要考虑咨询对象，还要考虑他与周围人的关系，旨在改变个体在面对这些关系时的自我定位方式。心理治疗师与来访者的关系被视为一个新的系统，系统中的双方承载着从各自家庭系统继承的价值和运作规则展开互动。如果心理治疗师在一个公立机构中工作——这是另一个有自己的一套规则的社会系统，那么在理解心理治疗师与来访者之间的相互影响时，也要将这个社会系统纳入考虑。这种疗法也以自己的方式促进双轴神经的整合。

精神分析疗法

精神分析疗法起源于精神分析学，也有人称之为"心理动力学疗法"（但我认为该名称缩减了其实际含义，因为心理动力学只是该思想学派的一个细分）。这一疗法并不针对某个特定症状，而是广泛涉及各种问题，是针对人格功能的一种整体性疗法。它对人类的发展、心理病理学和心理治疗的构想基于对无意识心理现实的认识。这种疗法的研究（主要是临床研究）遵循迭代性的研究方法，即新的观察结果不断地对先前的理论阐述发出质疑。治疗的架构也遵循了这种恒动的原则，每一项新的理论进步都会使人们转变对改变过程的认识方式。这也造成了理

有利于改变的条件的概念相结合；心理发展专家倡导的心理化与精神分析法的表征和心理加工理论相一致；诸如此类，不一而足。如今，尽管治疗联盟、移情和反移情等概念在具体的心理治疗中具有不同的定义和使用方式，但是它们几乎被所有疗法接受。神经科学的进步也让我们对不同的理论有了新的认识，并为今后疗法的相互增益和融合提供了更大的可能。

心理疗法的选择

在各式各样的学派、疗法和技术中，我们该如何选择最合适的呢？首先，所有这些疗法都已经得到验证；这些疗法都是基于临床观察的理论阐述，并得到了疗效研究的证实。此外，它们都用自己的方法促进了神经整合。每种疗法都有其优点和局限性；每种疗法也都有成功和失败的案例。

所有的心理治疗都是在一段关系中展开的，而且一些研究表明，这段关系的质量对心理治疗效果会起到十分重要的作用。也许，关键不在于哪种疗法最有效，而是在于心理治疗师如何建立与来访者之间的关系才最有可能带来显著的改变，将关系中两个人各自人格的固有特性与心理治疗师的理论方向和专长凝聚在一起，形成合力。

对心理治疗疗效的研究

大量的实验和临床研究都专注于那些影响心理治疗效果的变量。这些研究结果被称为"结论性数据"。首先，让我们明确一下这个词的含义。结论性数据是在无法获得不可辩驳的确凿证据的领域中，将趋向相同结论的研究数据进行汇编而获得的数据。结论性数据可以增加人们对所获结果可靠性的信心，但并不构成不容置疑的证据，因为结论性数据是通过对复杂现象的观察推演而来的，这些现象很难定义，且观察者的立场、偏见、价值观和采用的技术都会对此产生影响。[12] 因此，使用结论性数据的时候必须要将这些问题纳入考量。

从广义上讲，心理治疗疗效有两大主要的研究领域，这两大研究领域因其所设想的方法而异。[13] 第一大研究领域试图证明一种特定的疗法或技术对心理健康问题的疗效。例如，研究一种特定的技术是否能有效地治疗抑郁症或焦虑症。这些研究基于实验设计，以符合相同诊断标准的受试者为其目标样本，且所有的心理治疗师都参照相同的疗法，使用相同的技术。当结果为阳性时，这些治疗被称作得到"经验支持"。这种研究的优势是可以衡量特定干预措施对特定病症的效果。但是，只有在心理治疗的条件与确认疗效的研究条件完全一致的情况下，这些研究结果才能得到普遍应用。此外，我们需要注意，在这种研究规范中，研究对象仅有一种疗法，因此，阳性结果并不能否定非研究对象的其他疗法对同个病症的效果。我们还需要考虑的是，这项研究是否只是记录了疗法使用后即刻评估的疗效，还是验证了改变在长期内的稳定性。一些其他研究已经表明，在心理治疗的早期阶段，无论采用何种疗法，往往都能观察到迅速发生的改变，而这些改变的原因，可能来源于新的相遇所带来的希望。[14]

第二大研究领域更多地侧重于有效的心理治疗所需要的条件，无关乎具体何种疗法。这些研究关注开展心理治疗时涉及的变量。这些变量有 3 类：与来访者相关的变量，如遇到的问题、求助的形式、具体的需求和兴趣、生活环境、动机、心理状态、人格、文化因素；与心理治疗师相关的变量，如专业和个人技能、理论取向、经验；与治疗关系相关的变量，如治疗联盟、移情和反移情。这一研究领域中有几项研究发现，决定心理治疗成功与否的主要标准有 3 个，且适用于所有疗法：来访者病理的严重程度；心理治疗师的关系和情感素质；治疗关系的质量。这 3 个要素会相互作用，因此必须在三者的相互影响中进行考量。[15]

近几十年来，一个全新的神经科学研究领域异军突起，其研究成果为结论性数据添砖加瓦。在前文中，我强调了克佐利诺（2012）研究报告的重要性，该研究支持心理健康与双轴神经整合相关这一假设，并试图证明形式和方法各异的心理治疗最终的目的都是为了助力这种整合。艾伦·舒尔（Allan Schore）[16] 关于长程心理治疗疗效的一些神经科学研究发现，来访者在进行了以主体间性为核心的心理治疗后，其神经元连接发生了改变，情绪调节能力发生了显著的变化。

这一领域的许多研究成果都突显了心理治疗中改变的复杂性。人的心理和身体功能十分复杂；人所遭受的各种各样的痛苦也非常复杂，而可以帮助他们的方式也同样复杂。这样的研究结果让我们必须谨记一点：痛苦是一个主观性的问题，不能仅仅依靠客观的统计数据来领会，不能将所有的情况一概而论。心理治疗师的判断既要考虑全部的结论性数据，又要考虑他自己的能力、来访者个人的特殊情况和他们之间的关系氛围，才能决定哪种形式的心理治疗对来访者最为有利。在我看来，治疗的成功与否取决于心理治疗师与来访者的配对情况：心理治疗师在关系和情感方面的能力越强，就越可能为罹患严重障碍的来访者提供帮助。这一点适用于所有疗法，但前提是疗法要能吸引来访者，并且要适合来访者的心理功能。

心理治疗师的能力

心理治疗师的能力主要分为三部分：理论知识、技术能力以及关系与情感能力。关系与情感能力是治疗师个性中所固有的，但训练和经验也能让他们将其打磨和完善以达到治疗的目的。而理论知识和技术能力需要后天习得。心理治疗师必须首先将其掌握，之后才能融会贯通，吸收内化，并使之与自己的人格和内心感受相协调。这种融合有助于培养他的职业认同，让他在心理干预中更有信心。

无论在公立医院还是私立诊所工作的心理治疗师，都要与各类来访者打交道，因此必须培养一系列技能来满足各种需求。所有的心理治疗师都要接受基础培训，之后还必须接受持续的培训。然而，关于心理改变过程和心理治疗的知识领域非常广阔，每一种理论方法都在不断地发展，心理治疗师不可能掌握所有的知识，不可能在对心理痛苦产生影响的各个领域都同样胜任。

理查德·梅耶（Richard Meyer，2010）认为，只有尽可能多地熟悉各种心理治疗的方法和技术并深入钻研其中的一种，才能真正地参透心理治疗。我们可以问自己一个问题：如果不去深入研习、掌握几种截然不同的学派的观点，我们还有可能将几种学派融会贯通吗？我的答案是肯定的。但在这里，我要对折中主义和整合主义做个区分。折中主义是在技术的万千世界中四处采撷，广泛涉猎不同疗法的理论内容，并不特别深入地研究其中的一种，并声称这么做是为了不让自己囿于单一的思维方式。在我看来，这种担心无凭无据。为什么深究某一学派会迫使心理治疗师停止独立思考，盲目坚持某一疗法的假说？学派中的理论并不是不容置疑的真理，它的存在就是为了引发思考和质疑，但前提是先要深入地掌握这些理论。据我作为督导的观察经验，我认为满足于蜻蜓点水的心理治疗师并没有培养出严谨的思维方式来评估临床情况。他会从一种技术切换到另一种技术，在这个过程中，他不断地试验和试错，却无从知晓他的选择为何正确，也不明白为何有些选择会失败。因此，他的干预措施可能缺乏计划性、方向性和连贯性。

相反，整合是指深究一种疗法，然后整合其他方法的优势，以补充和丰富实践。这种方法会让心理治疗师在工作中信心大增，因为他可以为自己的各种行为实践做出解释。理论基础的深化，能够帮助他对特定的问题和临床情况进行系统的、有条不紊的、连贯性的评估，并对人的功能和改变过程形成清晰的认识。而心理治疗师深入研究的那种疗法会成为其职业认同的框架。这并不会阻止他随后在干预中从其他学派中受到启发，汲取灵感，只要他能将所借用的知识和技术融入自己的实践，并在主要的框架中找到支撑即可。心理治疗师越是以严谨、开放、专业和尊重差异的态度应用这种整合性的方法，就越能意识到自己的优势和局限性。这种信心会体现在他的态度上，继而让来访者有一种受到正确引导的安心感。

选择怎样的理论方法，取决于心理治疗师的价值观和信念。单纯从个人角度而言，只要是真、美、善的东西都是有价值的。而价值观是指需要实现的理想或需要捍卫的原则。它根植于人格，并受到强大的情感因素的驱动。这是家庭和文化传承的一部分，在我们与最重要的人相处的过程中，价值观已经得到了内化。也正因为如此，违背自己的价值观极为困难。若被迫去做了一些违背价值观的事，我们立刻就会产生内疚感，触发内心的矛盾。如果心理治疗师在工作中遇到这样的冲突，他也无法免于这些反应。

从童年开始的人生经历塑造了我们的信念。而信念塑造了我们看待生活、探索现实的方式，也决定了我们是否支持某个领域的某个理论。信念拥有深厚的情感根基，因此，它们比任何逻辑和智力推理都更具决定性。一件事若仅仅从逻辑或实验上得到证明是不够的，只有人的内心也有同样的体会，才能使人真正坚定地相信它的真实性。

在价值观和信念的引导下，心理治疗师在选择理论方向时是发自内心的。这有助于他对该方向特有的知识和技术进行整合，因为这些知识和技术是他真正的兴趣所在。完全掌握相关知识后，他的职业身份会因此更加稳固。但也正因为如此，当这一方向出现理论变化，尤其是一些较大的变化时，他可能会很难适应。他也许能认识到这些理论变化的重要性和适当性，但却难以将其融入自己的工作方式。而他未能意识到的一点是，既往的反射还会回来；他可能会执着于老办法，深陷于窠臼之中，把他的来访者也禁锢于自己的理解和看待问题的视角中。

心理治疗师在选择方法时会受到强烈的情感因素的影响，而他又无法逃避这种情感因素，所以有时在来访者面前，他可能很难用开放的态度考虑采用其他方法进行理解和思考。例如，根据他热衷而坚持的理论，他会倾向于把来访者往他认为的最好的方向引导，如果来访者不认同他的观点，他还可能与来访者发生冲突。一旦来访者不认同他的想法，甚至涉及他所信仰的疗法的基本原则，他就会很容易感到自己被批评、被质疑，甚至被否定。

治愈的希望

几项关于心理治疗效果的研究表明，当心理治疗能够帮助求助者在治疗过程中获得治愈痛苦或至少减轻痛苦的希望时，治疗就会产生积极的效果。[17]同样的研究发现了 4 个有助于让来访者产生希望的因素。

第一个因素是，官方认证的心理治疗师能给予人信心，即心理治疗师完成了必要的学习并能够证明自己的资质。弗洛伊德已经观察到了这种现象；他声称，他的治疗方法之所以发挥作用，部分原因是他的职称被写在了诊室的门上。心理治疗师若能指出干预是基于哪种特定的疗法，这能向来访者表明心理治疗师经历过严格的培训。

第二个因素是，这位得到社会认可的心理治疗师会为来访者提供一个同样得到认可的并有研究支持的治疗方案，并且治疗会在一个明确的框架和环境中进行，这都会向来访者清楚地表明这是一场严肃的、专业的心理咨询。

第三个因素是，专业人员还必须知道如何向来访者解释自己所建议的治疗方法的合理性，并说明理由。一位心理治疗师如果能完全掌握某个疗法，就能很有信心地、很有把握地将其解释清楚。

第四个让人产生希望和信心的因素是，在治疗过程中遵循与治疗合理性相一致的一套严格的程序和方法。同样地，心理治疗师越是深入地掌握了某种疗法，就越是能在治疗过程中表现出自信，因为他知道为什么要采用某种程序，或是为什么要将某些条件加入治疗环境。本研究表明，心理治疗师的能力、可信度和声誉在激发来访者的信心方面发挥着重要作用。

就我个人的经验来看，我认为还存在第五个因素，且这个因素会先于上述因素发挥作用。如果来访者在见到心理治疗师之前就相信心理治疗可以有效地帮助自己，那么这种信念能立即为其输注希望。如果来访者对心理治疗的学派稍有了解，那么信念会影响他选择的治疗模式。即使来访者对疗法一无所知，当心理治疗师为来访者提供治疗建议并解释自己的工作方式时，来访者的信念还是会很快地浮现。一个信仰盲目、会盲从建议意见和现成解决方案的人，只要是由他理想中的人提出的方案，即使心存疑虑，他还是会选择接受；而另一个相信潜意识作用的人，则会拒绝接受引导性的建议。因为来访者的信念会抵制所有徒劳的逻辑证明，因此心理治疗师要尊重这些信念，这也符合心理治疗师的利益，如果他的疗法与来访者的信念相去甚远，就应把这位来访者介绍给同事。

虽然这些信心激励因素有助于提高疗效，但它们只是改变进程中的一部分，其背后的机制要复杂得多。上述因素主要解释了在心理治疗的早期阶段，我们会很快看到改善的原因。格雷威（Grawe，2004）的研究报告指出，只要有上述因素的存在，我们在所有疗法和所有形式的心理治疗中都可以观察到这种改善。从某种程度上说，这种改变源于安慰剂效应。这的确是真实发生的改变，取决于主体间交流的质量，以及心理治疗师的接纳和共情，但这种改变可能会在长期被证明不够稳定，其原因主要是心理治疗师态度的不稳定。一个积极的主体间体验要能引发自我认知、情绪调节、态度或行为矫正等方面的显著改变，就必须重复多次，才能稳固由此产生的新的神经连接。这意味着，深度的整合需要能够长期持续进行治疗。那么，典型的初次主体间相遇的"蜜月期"无法长期持续。一旦来访者在心理治疗中遭遇比较棘手的关系性问题，或是不可避免的冲突或不理解的情况，抑或是当他直面之前不曾觉察的某些痛苦时，他的信心就会动摇；也可能会出现症状的强烈复发和希望的彻底破灭。这里就涉及治疗联盟的问题，我们将在后面的章节中对此进行讨论。

来访者的诉求和特殊性

在为来访者选择合适的心理疗法时，心理治疗师应考虑到来访者的诉求和特殊性。与来访者初步的访谈使心理治疗师能够评估来访者各个方面的需求。这就包括来访者有意识和无意识的需求、心理问题的严重性和性质、心理干预的紧迫性、治疗动机、心理功能的特点、信念、经济状况、社会环境和可以依靠的外部支持等。对于这些问题以及心理治疗的时长问题，我们将在下文中一并讨论。

治疗时长

心理治疗的时长主要取决于以下几个因素：来访者问题的性质；心理障碍是近期出现的还是由来已久的；是暂时性的还是永久性的；来访者的迫切诉求、心理功能的特点、可支配的时间和来访者的经济状况等。初步评估可以指导心理治疗师找到最合适的心理治疗方法。就我而言，我会将短程的心理治疗和时长不受限的心理治疗做一个区分。

短程的心理治疗

短程的心理治疗是指至少有 6 次面谈，最多可达 30 次面谈的治疗。它特别适用于近期发生的和外部环境导致的障碍，如突发性和麻痹性焦虑、重大损失或职业倦怠引发的突发性抑郁症、近期出现的恐慌症、压力因素累积导致的无助感、近期遭受创伤后的应激反应等。这种治疗通常以症状为中心，以症状消失或减轻为目标。四大学派针对这种短程的心理治疗都有自己的方法。而这些疗法都有一个共同点——精准地确定所要解决的症状，确立一个短时间内能够达到的目标并坚持下去，治疗工作始终围绕实现这一目标展开。它们的区别在于具体的方法。有些人可能会使用结构化的技术，如陈述、脱敏、快速眼球转动脱敏法①、问题解决等；有些人则使用放松、冥想；最后，有些人在明确界定了冲突领域后，试图依靠移情和反移情的表现来支持内心冲突的内化工作。

如果个体的问题历时已久或者反复出现，抑或是已经长期影响自身的情绪调节能力和人际关系的质量，那么短程的心理治疗是不够的。如果来访者是一个不太愿意进行内省的人，并且坚持借助工具进行治疗，也是可以尝试的。心理治疗师满足来访者的需求可以在短期内帮助他们，给他们带来希望，但要知道，在这种情况下，疗效主要来自心理治疗师提供的支持，考虑到来访者心理痛苦根源的复杂性和深度，这种疗效可能是暂时的。在我看来，在这种情况下尝试短程的治疗，主要的好处在于它提供了一个自我驯化的机会。在与心理治疗师的接触中感受到的幸福感，也许最终会促使来访者要求更精细化的治疗。

短程心理治疗也能部分满足经济能力有限的来访者的需求。在公共服务领域，如果排队待诊的人数过多，必须在短时间内满足大量的需求，短程治疗也很有用。但诚如我先前所述，在这两种情况中，虽然乍看之下，短程的心理治疗似乎是当下最合适的解决方法，它也许能帮助来访者减轻症状、重获平衡，但不能因此宣称这种治疗能满足来访者所有的需求，也不能宣称它能实现深度的人格重组。它甚至可能会被证明是对治疗不利的。事实上，从初步的访谈开始，我们看到的症状改善主要是由于心理治疗师的陪伴和支持。一旦治疗停止，来访者就会出现退

①　称"快速眼部运动脱敏疗法"，英文全称为：Eye Movement Desensitization and Reprocessing，简称 EMDR。

步，这会迫使他再次回到咨询中，但这一次，他的希望和信心都会有所削减。好转和复发的交替出现，使来访者觉得心理治疗能真正帮他走出痛苦的希望愈发渺茫。他会感到被拒绝、被抛弃；他会对治疗感到心灰意冷，并对后来的干预者产生不信任和愤怒感。之后，心理治疗师帮助来访者的努力会遭遇越来越多的阻力，与来访者建立信任的纽带就变得愈发困难。

无具体限期的心理治疗

当人遭受了长时间的痛苦折磨时，无论他的痛苦来源于日常的情绪、处理情绪的能力，还是人际关系的质量，痛苦的源头和滋养痛苦的因素都十分复杂。在这里，我们想到的是严重的人格障碍、结构性的抑郁症、可追溯到童年时期的反复出现的神经症，或是任何与身份认同相关的，以一种模糊的形式呈现出来的，会涉及人的多个功能领域的痛苦。

有时，短程心理治疗无法达到预期目标，因为它无法唤醒不曾被觉察的痛苦的某些层面，使临床病情变得复杂。在这种情况下，我们也必须考虑采取较长疗程的治疗。事实上，想在短时间内治愈痛苦是不现实的，因为这种痛苦的起源可以追溯到很久之前，而且涉及整体的人格功能。心理治疗师要想改变长久以来建立的神经通路，就需要发展一种持续的主体间关系，反复为来访者提供机会，让来访者有机会获得与以往对他进行塑造的经验不同的、更为积极的体验。因此，这些问题只能在不限时长的心理治疗中得到解决。

不限时长的治疗并非以缓释某个明确的症状为主要目标。例如，一位来访者的主诉是人际交往上的障碍，感到有一种空虚感、隐约的萎靡感和难以言喻的不适感。在这种情况下，心理治疗师要针对来访者的主体化发展，通过对其内心展开深入的探索，使其能够重新内化自我的那些未曾被觉察的部分。加强与自体的联系有利于改善来访者的情绪调节能力、增加人际交往中的灵活性，帮助来访者深度重塑自己的人格。心理治疗师与来访者携手踏上寻找痛苦之源的旅程，并相信随着治疗关系的发展，谜底会逐渐揭开。正因为此，在这些不限时长的心理治疗中，主体间关系，无论在意识层面还是无意识层面都成了心理治疗师的主要工具。大多数人本主义疗法、系统疗法、精神分析疗法以及认知行为疗法的一些学派，都采用这种不限时长的心理治疗方式。这些疗法的不同之处主要在于支持治疗的理论框架以及对主体间性的定义和使用方式各不相同。

不为治疗设置时限是为了鼓励对来访者的心理功能进行更广泛的探索，以揭开与认同相关的、更深层的痛苦源头。最刺痛神经的领域是最难处理的，所以来访者可能会把限定时长的心理治疗看作一种逃避手段，以推迟真正直面问题的时刻。而不限时长的治疗也更能够尊重来访者的节奏。来访者可以决定接受治疗，但当他觉得自己的痛苦已经得到充分的解决，想靠自己的力量继续下去时，就可以决定结束治疗。当他在生活中遇到新的困难时，他可能会意识到，是时候更深入地探索自己内心的某些层面，以改善自己的生活。这时，来访者可能会决定再接受一次心理治疗。而另一位来访者可能会选择全面探索痛苦的各个层面，并表现出持续探索的意愿。这两种可能的背后是人格固有的因素在发挥作用，心理治疗师要在心理治疗过程中给予考虑。

组织性原因有时也会迫使心理治疗师限定治疗时间。例如，公立医院中的心理治疗就属于这种情况。在公立医院，心理治疗的候诊名单意味着必须为治疗设置严格的时限和操作规则。在这种情况下，心理治疗师要努力明确和界定需要开展工作的领域，并提出在允许的时间内实现目标的可行方法。但有时我们需要处理的是根深蒂固的问题，探寻这些问题的关系维度十分重要，所以往往很难不突破外部标准的限制和枷锁。问题的源头往往是多重的、由来已久的，因此，在治疗过程中，问题的复杂性很可能会不断提升，来访者的其他需求也会随之出现，可能是在主要的痛苦得到缓解之后，抑或是痛苦得到缓解之前，这都是常有的事。在心理治疗中，在给定时间和领域内，更多开展的是情感上的探索，而不是行为上的探索，这需要更深的亲密关系、更多的自我表露。从这时候起，心理治疗的关系维度占据了上风，依恋得到发展，来访者功能的其他方面开始显现，需要加以阐释。在这种情况下，双方必须共同做出一个决定，要么重新订立目标，决定进行无限期的心理治疗，如果公立医院规定的时间限制使来访者无法继续进行心理治疗，则可以鼓励其到私人诊所继续治疗。

各个学派都发展出了自己的方法以适应无法进行无限期治疗的情况。这些"中程"心理治疗一般不超过3年。例如，肯伯格（Kernberg）聚焦移情的精神分析疗法、冯纳吉（Fonagy）的心智化疗法、杨的图式疗法、接受与承诺心理疗法等，不一而足。

总结

综上所述，心理治疗方式方法的选择取决于一系列相互影响的因素。当一个人向心理治疗师求助时，在初步谈话中，通过对其诉求的一些有意识和无意识领域的探索，心理治疗师可以建议进行特定时长的治疗。心理治疗师也会根据自身专长、兴趣和取向，提出适合来访者的疗法。在这个探索期，心理治疗师与来访者有机会感受他们之间是否有亲近感，是否有可能一起携手合作。在我看来，最后这条标准是最重要的。

一旦开始心理治疗，不断经历着转变的来访者可能会想修改最初订立的目标。心理治疗师要听从这个要求，并在自己的能力范围内进行调整，否则就应把来访者转诊给同事。换句话说，哪种治疗方法最适合自己，想走多远，应始终由来访者自己决定，而引导来访者往这个方向发展的是来访者与心理治疗师之间的关系动态。在短程治疗中，即使心理治疗师内心已不再顾及最初协商订立的时间限制，也会有一些来访者在结束时决定离开，而另一些来访者则表示希望继续治疗，深化治疗过程。那些决定进行开放性探索的人，就不再受制于时间框架，全身心地投入这个过程。这些长程心理治疗方法也出现了一个独有的问题，那就是治疗终止的问题。我们将在后文中讨论这个课题。

改变的过程，在各种形式的心理治疗中基本上都是一样的。只要改变是来源于自我观察从而产生意识觉醒的工作，且其目标是情感和认知的整合，那么它就能有助于在情感半脑中建立新的神经连接。但是，促进这种现象的因素以及神经整合的程度因人而异。

在接下来的章节中，我对改变过程的思考将聚焦在长程精神分析心理治疗中的关键参数和要素上，因为我有多年长程精神分析心理治疗的实践经验，对此最为了解。有些要素是它所特有的，但有些要素也会在其他疗法的改变进程中发挥作用，特别是那些以反思性方法为基础，并强调治疗关系是触发改变的主要工具的疗法。我希望这些疗法的倡导者能从中获得共鸣和借鉴。

▶ 第三章　健康心理和病理
　　　　　心理

THREE

内心有太多难以预料的事情正在发生。

万般思绪萦绕纷飞，

要把集聚的忧郁阴霾驱散，

彻底化为乌有。

——费尔南德·奥埃莱特（Fernand Ouellette）

在心理治疗中，每种疗法都会发展各自的健康心理和病理心理的概念，并以此为基础建立治疗的目标和模式。然而，人的功能极其复杂，并与一系列协同作用的因素密切相关，因此在我看来，不可能存在某一种能够覆盖所有问题的疗法。而对于不同的概念，人们远未达成共识，这一点不言而喻。尽管有基本的思想共同点，但是即使同一学派内部也存在分歧，虽然有些仅是微弱的分歧，有些又大到足以引起分裂。

健康心理和病理心理的理论化离不开导致健康功能或病理功能的因素。因此，这些理论与发展理论有所重叠。对婴儿早期发育的临床研究的高度发展，以及最近神经科学和认知科学的进步，都极大地完善了我们对婴儿的认识。这种更为精准的认识，促使不同学派的理论家始终在重新检视自己的观念，从而让几十年前还可能存在的显著分歧逐渐缩小。虽然他们还远未形成一致的观念，但在我看来，他们的观点似乎愈发趋同。

因此，就目前而言，对健康心理和病理心理提出一个统一的、能够达成共识的概念暂不可能。根据我作为培训师和督导的观察，我认为，在临床实践中，每个心理治疗师都会结合自己的经验，努力从理论上解释自己成功和失败的原因，由此形成与自己的工作方法相协调的理念，而他的这种理念融合了不同理论中的不同方面。本章旨在介绍我的理念，我的人生经历和经验塑造了我的理念，并在很大程度上受到了精神分析学说，尤其受到主体间性、比昂思想和身心医学流派的启发，我也试图将神经科学的理论融入其中。我对心理治疗中改变过程的构想，以及我提出的旨在促进改变发生的方法，正是受到这种对健康心理和病理心理的理解方式的启发。

临床和动态的观念

美国精神医学学会在《精神疾病诊断与统计手册》(*Diagnostic and Statistical Manual of Mental Disorders* ，DSM)中对精神障碍进行了分类。这就提供了观察过程中对症状的详细描述。用于识别某种特定疾病的标准经过统计是为数众多的个体所共有的。其可用于对个体表现出的病症进行诊断，尤其是当他的症状与某些疾病的症状重叠时更是如此。因此，DSM 为所有精神健康的相关方提供了一种共同的语言。

然而，在心理治疗中，我们必须把握来访者的内心及其独特的功能。除了纯描述性质的 DSM，我们还需要参考其他的理解。为了定义健康心理和病理心理，精神分析学从一个与众不同的角度出发，一个动态的、临床的角度。[18] 它关注的是主体的独特性和主体本身的特征，它所包含的内容远远超过了可观察到的症状。它试图理解造成这种症状的心理功能，除了症状，还要努力与那个深受独有的孤独和痛苦折磨的来访者相遇。

精神分析学认为，神经生理过程虽然不能说是心理功能的全部，但却是心理功能的基础。因此我们不能忽视神经生理过程。这就是为什么当代精神分析学中的几个思潮都将神经科学和认知科学的最新进展纳入考量，从而来审视、细化和厘清过去的理论。

心理折磨

动态心理病理学旨在理解心理痛苦、引起心理痛苦的成因、心理痛苦背后的行为和幻想，以及找到帮助来访者缓解这种痛苦的方法。首先，我们必须认识到，人的存在与心理折磨是密不可分的。我们都要经历离别、失去、悲伤、幻灭、放弃，不确定自己是否有能力承担某些义务，对自己的未来、亲人的未来、自己的健康状况和亲人的健康状况感到担忧。所有这些情况都会引起一定程度的痛苦、焦虑、悲伤或抑郁情绪。一般来说，人类拥有必要的神经系统工具，可以发展内心的能力，以应对这些痛苦的情境，并将其转化为成长与发展的推动力。如果能成功地实现这一点，尽管生活中存在一定的苦难，但人也能得到充分的发展，体验到幸福。因此，这种痛苦的程度不能被认为是病理状态。

有时候，心理折磨会达到一个人承受能力的极限。出现这种情况时，人会感到萎靡不振，无法适应现实，心情低落消沉。此外，有些人由于各种生理或发育的原因，没有形成必要的能力来应对日常的困难，或者无法正确地使用这些能力。心理病理学针对的正是这种侵入性的、令人难以招架的痛苦，这种痛苦超过了个体的应对和转化能力。它被认为是将生理上的情绪紧张转化到心理层面时遭遇了阻滞而产生的结果，个体无法从中获得意义从而减轻痛苦。换句话说，我们并不是因为这些事件而受到伤害，伤害我们的是这些事件在我们身上激发的东西，以及我们没有能力在心理层面上处理这些事件、无法为其赋予意义所带来的影响。

症状背后属于每个个体的独特意义

症状（焦虑、抑郁、恐惧症、强迫症、妄想等）是个体痛苦的锚定点和凝聚点。在精神分析中，我们认为症状是主体无意识地产生的一种建构，是一次疗愈的尝试、一种妥协。该症状除了在描述上为一群人所共有，它还具有个体所特有的隐藏含义，要领会这层隐藏含义，就需要先读懂个体独有的故事。

成长的挑战之一是要承认现实，是现实将我们塑造成独立的、与众不同的人，这就意味着我们必须接受无力感、对他人的需要和对失去他人的恐惧，同时也要接受性别差异和代际差异。对这一现实的认识是一个漫长的过程，从我们一出生就开始了，并会一直持续到成年。在童年时期出现症状是正常的，且大多只是暂时的过渡现象。由于孩子在情感和性方面还不成熟，当孩子通过父母或媒体看到他们不理解的事件、姿态、行为或言语（如暴力、战争、两性之间的差异、婴儿的降生、父母之间的争执、将其排斥在外的夫妻生活、自己对父母的重要性、那些难以避免的父母缺席的时刻等）且感到这些事情与自己有关时，这些事情对他来说就像个谜。他还不够成熟，因此无法将这些问题清楚定位，也无法将其融入自己的知识体系，这让他产生了一种无以言表的紧张感，对这种紧张感，他一开始也只能用父母不赞同的攻击性反应来应对。孩子无法摆脱紧张情绪的影响，接下来可能就会出现症状。例如，众所周知的，孩子突发的莫名其妙的恶心反胃、在睡前会加重的对黑暗或怪物的恐惧症、胃痛、强迫性的嗜好、睡眠仪式等。这是孩子不自觉地指出哪里不对劲儿，把困扰自己的事情反馈给父母的方式，希望他们把自己不懂的东西翻译出来。在大多数情况下，父母并不知道这种召唤的意义，这也是正常的，因为他们给出的任何理性解释都无济于事；这种解释只对孩子的智力发挥作用，而孩子的智力正被情绪和身份认同的迷雾笼罩，对他来说，这是他独有的、私密的谜题，必须自己解开。这些症状是暂时的，在每个孩子正常发育的过程中都会出现，是他对眼前的、暂时无法理解和整合的困难的反映。当孩子足够成熟，心理有能力解开谜题时，只要父母为他提供一个安全的环境，让他感觉到被接受和被爱，症状就会自行消失。

到了青春期，一个主要的"症状"会逐渐显现，这会构成孩子成年后人格的主要特质：有人更为焦虑，有人更为细心，也有人会更为压抑、贪婪、多疑等。只要这种"症状"控制在正常范围内，不影响个体的适应性，那么就会被看作一种人格特质，而不是异常。而当它凝结、沉淀、结晶、爆燃并对适应形成障碍时，我们就会将其视为病态。

诚如我们所见，症状是在与他人的关系中发展出来的。它是在有害关系中进行自我定位的一种方式，在病态关系中无法用言语表述的痛苦会通过行为和态度表达。换句话说，症状是给他人传递的信息，而这位他者被主体认为是使他遭受折磨的根源。症状可以从人的心理功能层面进行理解，但同时，它也植根于主体间性。

诊断

从可观察性和描述性的角度来看，症状表现为一种特殊体征，如谵妄、幻觉、强迫性习惯、恐惧、焦虑、抑郁等。虽然对此应给予一定的重视，但从精神分析学的角度来看，我们不能仅根据这些外部标准，过快地针对痛苦的性质得出结论。首先是要考虑到痛苦的本质和个体的防御方式，将外部标准与特殊性相结合。其次，人类主体不能被简化为基于症状描述而做出的诊断。通过个体的病症识别身份，可能会忽略个体的独特之处：精神分裂症或抑郁症折磨人的方式不胜枚举，有多少来访者得到这种诊断，就有多少种折磨方式，正如焦虑症状一样，背后隐藏的含义数不胜数。

心理障碍会随着时间的推移而发生演化。因此，诊断并非一成不变，而是有点儿像在特定时间点上拍摄的一张照片。某个心理障碍不会影响到整个人格，所以来访者可能会在某个时刻表现出自身的某个方面，而在其他时间表现出其他方面。此外，主体间性在与受折磨的来访者的相遇中起着重要作用，因此不同的临床医生即使在倾听同一个人的时候，他们看到的、感知到的或感受到的东西也不尽相同。

诊断并非一锤定音，它本身就带有一定的不确定性，因此，在精神分析取向心理治疗的视角下，诊断是次要的。虽然心理治疗师也会将其纳入考量，但他更关注的是个体应对内心世界的方法、调节情绪的方式、主要焦虑的性质以及心理加工方式。总而言之，他更看重的是个体独特的心理功能，而不是他与其他人相同的部分。

关于精神分析学的几个定义

在进一步介绍健康心理和病理心理的概念之前，我们应该先就本书中会经常出现的一些精神分析学的概念下个定义。诚如前几章所述，改变需要通过感觉、情绪、思想和行为的整合才能发生。这种整合需要心灵能够开展隐性心理工作，首先要将情绪——源于感知和感觉的生理现象转化为心理表现，即意象和思想，这个转化过程被称作"表征活动"。由此产生的意象和思想被称为"心理表征"。这些既可能是有意识的，也可能是无意识的。

这个过程有时也会失灵。一旦失灵，身体就会受制于原始的情绪张力，因此产生的思想是没有情感的，即思想的情绪根基被切断了。换句话说，情感与思想可以同时平行存在，不参与任何表征活动。不掺杂任何情感的思想是可以被识别的，因为它依附于逻辑和具体行为，与想象没有任何联系。当思想呈现出这些特征时，我们称之为"操作性思维"。

对于心理工作的第二阶段，即为情绪经验赋予意义的过程而言，表征活动必不可少。这就是所谓的"心理加工活动"。在这里，心理表征通过类比或比较自发地相互串联，形成联想链。当我们自发地放任自己的思维并不强加指挥时，表征就会自然而然地循着这些链条，把不同时期产生相似情绪的生活经验联系在一起。在这里，我们要强调右脑的功能，这个直觉的半脑在很大程度上是在潜移默化中工作的。在大多数情况下，心理加工都是自发运作的；思想在我们不曾觉察时出现。它甚至可以在没有任何意识参与的情况下发生，就像梦中的思想一样，依照感性逻辑相互串联而非理性逻辑。也正是这一活动支持着内省，可以使人产生觉悟，以新的方式审视某个情境，从而找到更好的应对方式。表征活动和心理加工活动相结合后有时被称作"心理化"。身心医学的临床观察表明，良好的心理化能力有助于缓解身体上的情绪紧张。心理治疗就是利用这种心理化的方式，帮助一个人走出固守的自动反应机制的窠臼。[19]

心理加工是"象征化"的必经之路。象征化这个过程是指在心理上解决那些谜一样地浮现在心理层面的情境，如发现自己是一个独立的、独特的个体，不得不接受缺失和空虚的现实，不得不承认自己的无力感和对他者的需要，以及性别差异与代际的差异。例如，一个孩子内化了慈母的形象，也就是说，他将慈母不离不弃、令人安心的存在"象征化"了，他就能更好地忍受现实中母亲的缺席，独自一人时也不会感到被遗弃、被抛弃。象征化的成功，需要孩子对这些难以理解和整合的现实在他内心引发的所有情绪进行心理工作。这就是为什么对这些现实进行逻辑性和知识性的解释对孩子来说都是徒劳无功的。心理工作要靠他自己去做，如果想要助他一臂之力，最好的办法就是帮助他将自己的感受用语言描述出来。

健康心理的功能 [20]

威尔弗雷德·比昂专注于思维发展的早期阶段。他认为，人类心理最复杂的任务是能够经受并转化困难的情绪，而这些情绪是内心紧张的根源。每天都会发生一些事，对我们产生影响，引发我们的生理反应，造成紧张情绪。因此，我们不断地受到各种感官刺激的影响，如弥漫性或剧烈的疼痛、隐约的不适、胃里有疙瘩的感觉、胸口发紧、内心不安、莫名焦虑、精力下降等。这些形形色色的感觉，无论是否被感知，都是情绪的胚胎，是情绪的"原型"（先于情绪形成），比昂称之为"β元素"。为了减少内心的紧张感，我们必须将这些 β 元素进行转化，使之可以被用来对这种不适感进行思考。这种转化是在无意识中隐性发生的，主要由"白日梦"构成，产生的意象多为视觉形式，但也可以是触觉、味觉或听觉的形式。这些被比昂称为"α 元素"的意象，从心理上对这些感官刺激进行翻译。比如，一张表情扭曲的脸庞和用手揉搓疼痛部位的意象表现出的是剧烈的疼痛感，而肚子里有疙瘩的意象表现出了胃部的紧张感与随之而来的恐惧感，爆炸的意象表现出巨大的愤怒等。原本只存在于躯体层面的东西，由此找到了一种意象化的表现。

每个人的心理都会从相似的 β 元素中产生不同的 α 元素，也就是说，每个人都有自己独特的意象来表现痛苦、愤怒、悲伤等情绪，这些意象来自个体的关系经验。因此，我们的心理在清醒的状态下"做梦"并不断地产生 α 元素，而我们的意识未能觉察，因为我们的意识正忙于探测周围的形势。这就是比昂所说的"清醒时的梦思"。当我们主动让自己做白日梦，某些意象似乎不知从哪里浮现时；抑或是在睡眠状态时；有意识的思维松懈了警惕性，我们会看到某些意象浮现后又立即消失时；我们就会意识到 α 元素的产生。精神分析中采用的悬浮注意、一些认知行为心理疗法所倡导的正念冥想、人本主义疗法的"自我"和"体验"的概念，都是走近这些心理意象并让人们对其产生意识的手段。

α 元素还不是言语思想。它们必须得到比昂所称的"思考思想的机器"的处理，将它们转化为可以付诸言语词汇的思想。为了实现这一点，心理机器必须首先容纳情绪以及产生的 α 元素，才能进一步产生作用。然后，心灵必须能够周旋于无序出现的、没有明显逻辑性的碎片化元素与更连贯的、有意义的元素之间。这时，我们必须在一段时间内容忍不确定性和怀疑的感觉，接受自己不能立刻参透一切的事实。我们也不应该故步自封，固守着先入为主的意义，而是应该对可能出现的其他意义保持开放的心态。如果我们能够静静地以旁观者的姿态看待脑海中浮现的一切，那么在庞杂纷乱的事件中就会出现一个亮点且蕴含重要意义，这将引领我们朝着某个方向进行思考。换句话说，心灵必须能够容忍在充满不确定性的时刻和思维清晰的时刻之间徘徊，并让自己有能力暂时搁置这些清晰的思想，专注于脑海中浮现的东西。

病理心理：发展不健全的心灵

孩子降生于世时，他的心灵并没有能力做情绪转化的工作。只有在他与抚养者的主体间关系中，才能培养出这种能力。如果一切顺利，母亲（或抚养者）通过自己的 α 功能和比昂所说的"母性白日梦"容纳了孩子的 β 元素，破译孩子的需求，并相应地调整自己的行为以缓解孩子的紧张情绪。这样，她就将 β 元素转化为 α 元素，孩子的初生心灵就可以由此发展出最初的表征。

受到比昂的启发，安东尼诺·费罗（Antonino Ferro，2004）提出，成人的心理病理性问题是由心灵功能的缺陷导致的。这里我们能想到的最严重的病理性问题，是功能发展的重大缺陷导致的结构性精神病。[21]原始心灵无法成功地将 β 元素转化为 α 元素，从而产生根植于情绪的思想。

其次是心理发展不充分导致的病理性问题。在这种情况下，α 功能得到了较好的发展，个体能够产生意象，但缺乏的是将意象转化为思维的"方法"，以对情绪刺激进行管理。例如，一个人可能难以甚至无法控制所产生的情绪和意象，并（或）对不确定性没有容忍度，倾向于相信先入为主的感觉等。他的心理加工能力遭到阻碍，无法为自己的经验赋予意义。这时，他已经别无选择，只能通过冲动的行为、压抑情绪、幻觉或躯体化缓解紧张的情绪。这里主要涉及自体发展和情绪调节方面出现问题的病理改变，如边缘型人格障碍、自恋型病理改变、精神分裂型人格等。

但有时，即使一个人的心灵的各个方面都发展良好，也可能会被太多超出其转化能力的压力暂时压垮。那么，问题就不在于心灵的功能缺陷，而在于它的超负荷运转。这时，我们就会出现创伤性的情形。[22]

在临床现实中，这 3 个层次的心理病理改变之间有无数种可能的组合。当 β 元素累积太多，人就会发展出各种防御机制试图予以应对：否认、解离、投射、幻觉、冲动行为、身心障碍、变态等。

神经科学的贡献

在第二章中，我介绍了神经科学的观点。这种观点认为，心理健康是因为神经元在纵轴（身体 – 心理）和横轴（情感 – 认知）的整合，心理的病理改变则是因为缺乏这种整合。我还谈到了神经可塑性，这种神经可塑性会赋予大脑一定的灵活性，如果发育阶段未能实现整合，则可以在后期进行重组。

在我看来，神经科学领域中针对情绪在意象和思维发展中所起的作用的研究进展，为比昂的健康心理功能的理论提供了支持。[23] 图 3-1 总结了从感官刺激一直到有意识的思维发展需要经历的各个阶段。

感觉刺激先在大脑皮层的感觉区域被感知和解码（在此可以与比昂

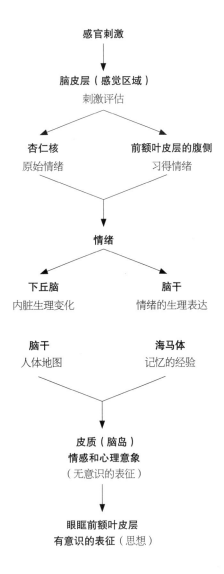

图 3-1 从感官刺激一直到有意识的思维发展需要经历的各个阶段

理论中的 β 元素进行比较）。随后，一个信号传输到负责产生情绪的区域，杏仁核负责初级的情绪（如恐惧、喜悦、吸引、悲伤、愤怒等），前额叶皮层的腹侧负责习得的情绪（如羞耻、内疚、希望等）。这些区域将神经冲动同时传导至下丘脑，从而触发与情绪有关的内脏的生理反应（肾上腺素分泌、心率加快或减慢等），并传导至负责情绪生理表达的区域，即脑干（流泪、颌骨收紧、瞳孔扩大、皮肤发红、皱眉等）。一旦身体进入情绪状态，内脏和器官就会把信息反馈回脑干对其发出警告。在这个层面，我们就可以绘制出情绪的"人体地图"。[24] 脑干与海马体沟通，将这些情绪与之前记忆中类似的情绪体验进行比较。这种比较的结果被送入脑岛，而脑岛会产生无意识的心理意象（这里可以与比昂的 α 做比较）。神经冲动的涌入继续向眼眶前额叶皮层的方向传递，有意识的思想就在此发展。

达马西奥（1994）坚持认为，情绪是一种无意识的、反射活动触发的神经生理现象，我们对此没有任何控制力。但意象和思维是一种有意识和（或）无意识的心理现象，情绪被触发之后，意象和思维就会发挥作用，将情绪转化为"可思考的"。笔者还将"情绪"与"情感"区分开来，情感是指对情绪产生了意识。要产生有意识的思维，首先要对情绪产生意识，并要在必要的时间内容纳这种情感，使之渗透到思维过程中。这就要求我们在一段时期内能够容忍不舒适和不确定感。当思想出现时，我们就可以进行联想和观察，以便围绕情绪展开思考，赋予其一定的意义，从而对它施加一定的影响力。正是意识的意识使反思性思考成为可能，我们才可以进行内省。这里，我们可以将其与比昂描述的健康心理的功能进行比较。

达马西奥（1999）在另一部著作中解释说，反思性意识需要对来自身体、情绪和记忆等一系列信息进行复杂的整合，这些整合涉及左右半脑所有区域之间极其复杂的反馈回路。他还表示，这种高层级的运作需要在最佳的社会条件下才能实现发展，这就等于支持了把主体间性视为自我发展的决定性因素的理论。因此，我们也能够理解为何个体在自我意识层面会表现出如此大的差异，而这种自我意识的发展程度或多或少取决于早年经验。

心身医学的理念

精神分析取向的心身医学工作者基于精神分析的超心理学和神经科学中关于大脑发展和功能的知识，对人类的生理和（或）心理的病理改变形成了一种心身医学的观念。而根据神经科学定义的大脑的发展和功能，思想、情绪和记忆的功能与机体密切相关：情绪和思想从生理反应中发展而来，生理状态影响着情绪和思想，反之，思想、情绪和记忆也不断地影响着生理状态。

理论家们根据大脑的构造和功能进行推测，人类以心身一体为本质，这表明任何心理上的不适都会对躯体产生影响（睡眠、消化、血压等），而任何身体症状不仅会影响心情，还可能与心理功能有一定的联系，尽管我们无法准确地描述心身相互作用背后的所有机制。神经回路缺乏整合会导致大脑不同皮层之间的信息传递受阻，可能正是这些传导阻滞，让某些传导通路失灵，从而导致身体或心理症状的出现。

心身医学的概念将健康和疾病视为致病因素和自然愈合过程相互协同作用的结果。致病因素不仅包括病毒、微生物，还包括环境的侵害（污染、有毒物质、营养不良等），以及对我们产生影响的事件（关系冲突、哀悼、创伤、疾病）。而自然的治愈过程，有些是生理性的（结痂、炎症、免疫系统反应、发烧），有些则是心理性的（安慰剂效应、心理作用）。在面对致病因素的侵袭时，我们或多或少都有一块能抵御侵袭的沃土。这块沃土就是人的心身功能，即遗传条件（先天器官的缺陷和优势）、情绪、个人历史、心理功能、思想和压力状态。这片土壤越是健康、丰沃，就越能抵御微生物、污染和创伤。相反，越是贫瘠的土壤就越容易受到攻击，从而更容易产生身体疾病。

　　当心理治疗中出现这样的躯体表现时，我们应该如何制订干预方案？这个问题将是第四章的主题。

▶ 第四章　心理治疗中
　　　　　改变的风云变幻

FOUR

因此我们可以理解，

不断做出改变的要求令人感到恐惧，

在他看来，也正因为此，有些人（也许是很多人），

有意识地或是不自觉地，

选择了放弃。

——弗朗索瓦·鲁斯唐

心理治疗中的改变

一个难以预测的过程

在心理治疗中，改变是一种动态的、主动的、渐进的现象。这也是我们称之为"改变过程"的原因。来访者能循序渐进地从不满意的运作模式向更适宜、更满意的模式演化。这个过程在很大程度上发生在隐性层面，因此，人有时会觉得似乎根本没有发生任何改变，甚至会有退步的感觉，但过了一段时间后，人就会意识到自己已经和治疗开始前的自己不太一样了。更让人惊讶的是，身边的人往往比自己更早意识到并指

出这一点。

人本主义疗法的理论家伊夫·圣－阿诺（Yves St-Arnaud，1999）认为，改变的过程遵循一个感性层面的逻辑规律，但不一定是线性的。它通常遵循的是圆周运动和螺旋运动的轨迹。它来来回回、进进退退，时而是推动来访者改变的动力，时而是迫使来访者向后退的阻力。这种循环往复的运动使自我观察、体验和了解的疆域得到进一步的拓宽和深耕。

因此，如果来访者经常不厌其烦地重复讨论相同的主题，似乎必须对自己的某些方面不断地重新审视，每一次探讨时角度都会略有不同，我们大可不必对此感到讶异，因为只有这样，我们才能从各个层面全方位地进行探索，才能细化、完善自己的观点和体会。

这种感性逻辑使心理治疗成为一个难以预测的现象。在这个过程中，心理治疗师与来访者随时都可能会感到惊讶，质疑最初确定的东西并朝着不同的方向发展。圣阿诺（1999）认为，治疗过程中发生的事与治疗开始时所预设的目标同样重要，甚至更为重要，因为这个过程让来访者看待困难的方式发生了改变，从而让来访者调整自己最初的目标。这种方向的变化基于不可预测的变量，既与治疗过程中的偶发因素有关，也与感性思维的特点有关。随着治疗关系的不断发展，来访者内心会发生心理重组，大脑中新的连接得以建立，但却无法明确地指出到底是什么推动了这种重组。这种循环往复的运动和这些方向性的变化，都是隐性的努力发挥作用的证明。

能够遵循改变的轨迹并随之不断地进行调整，这需要心理治疗师和来访者这对组合具有灵活性。就像在波涛汹涌的大海上，任由船只被海浪裹挟前行，这会让心理治疗师和来访者感到焦虑。没有经验或缺乏自信的心理治疗师可能会对这种焦虑感视若无睹，只依赖自己的技术，不跟随来访者的节奏。来访者往往比心理治疗师更清楚自己该走哪条路，因为这个过程是在来访者的内心进行的。此外，最初的痛苦也往往比在治疗过程中开辟新的道路更容易忍受，因为这些新的道路又会为他带来更多的痛苦，而那又是他始终在想方设法回避的痛苦。如果这两人都害怕走上一条对他们来说似乎更崎岖曲折的道路，那么他们之间就会建立起一种无意识的默契联盟，这可能会成为阻断改变过程的威胁。

摸索中前行

对于这个过程的不可预测性，我们还可以做如下解释：人想要表达内心的感受和意图时，很难用语言表达出来。很多时候，我们知道自己想说什么，但当我们开始表达时，却不知道自己会如何表达。丹尼尔·斯特恩（2003）认为，心理治疗师与来访者之间沟通的不精确性是心理治疗的特点。两人的工作旨在认识和理解对方，但要明确地了解自己的意图，并将其转化为可以被理解的内容并不容易，因此在沟通中难免会出现摸索、误解，甚至是失败，这就需要一个弥补的过程。这些偶发的失败及对失败的补救，是改变过程中固有的一部分。

分水岭：决定要改变

改变的过程究竟有多长也是不可预知的。关于这个问题，弗朗索瓦·鲁斯唐（2008）强调，一个人要想实现改变，就要真正地做出改变的决定，这点至关重要。这不是一个合乎逻辑的理性的决定，而是一个感性的决定，它源于自己对痛苦的真实本质以及改变对自己和周围的人可能产生的影响有足够清晰的认识。通常情况下，在心理治疗伊始，即使来访者已经产生了有意识地去做正确的事情来减少痛苦的意志，但还未做出要改变的感性决定。心理加工的工作能够帮助来访者对自己的情况有一个比较清晰的认识，这样才能真正地做出改变的选择。这就是为什么人永远无法预测改变发生的确切时间和形式，也无法预测心理治疗的持续时间。在某一时刻会出现一个扳机点，即突然的意识觉醒：人突然间"看清"了自己的处境，"知道"自己必须要怎么做才能改变。这是情绪半脑的功能特点———一种直觉的智慧。

觉悟的时刻总是被来访者看作一个关键的转折期、一个十字路口：一边通向启程；另一边通往出口。有时，一个正在经受折磨的，甚至还没有开始心理治疗的人身上就会出现这样的扳机点。在这种情况下，改变是在无须心理咨询的情况下自行发生的，这种突如其来的觉悟源于在隐性层面发生的内在重组。在心理治疗的过程中，来访者可能会很快做出决定，改变也随之发生。但有时，这一刻的来临可能需要一段时间。在这种情况下，来访者的动机往往是没有问题的，是无意识动机牵制了来访者。改变的动机和改变的决定是两回事。心理治疗师的艺术是倾听一切可能阻碍或推迟这一决定的事件，并帮助来访者对这些事件更加关注。在长期的治疗中，不会只有一次觉悟的时刻，而是会有一连串这样的关键转折时刻。每一次，来访者都要做出决定，是否继续走下去。

有时，尽管扳机点出现了，但当事人还是按兵不动，甚至放弃治疗。这可能会让心理治疗师感到失望；他甚至会怀疑自己的能力，但他必须记住，改变或不改变的决定权属于来访者，且只属于他一个人。还存在一种可能，尽管心理治疗师的能力很强，来访者的意志也很强，但扳机点永远不会出现。到底是什么原因，让一些人在心理治疗的帮助下发生了改变，有人却收获甚微？在改变的过程中，有一些因素是心理治疗师和来访者无法全然控制的。

改变的传递

在任何一种心理治疗方法中，尤其是在不限时长且以个人的成长和拓宽其意识疆域为目标的治疗中，主要的治疗手段是在来访者与心理治疗师之间建立和完善关系。情感层面上的改变，只有借助于高质量的情感和关系经验才能发生。当心理治疗师与来访者进行互动，就来访者痛苦的原因进行交流时，一些东西从一个人的身上传递到另一个人的身上——一种人际交往的能力，一种调节情绪的方法，一种建立互相尊重的、尊重自己和对方边界的关系的方法。这个过程将引导来访者从对心理治疗师的模仿（有一位来访者曾对我说"我像您那样对待我的儿子，我没有生气，而是让他向我解释是什么促使他做出那样的行为"），发展到对心理治疗师的情感和关系能力逐步内化。这样，来访者在经历这段关系时，同时会习得一种新的处理情绪和人际关系的方式。我们可以称之为一个"印刻"（imprinting）的过程，心理治疗师在这个过程中作为一个认同模型而存在。这种传递背后的机制和条件复杂繁多，我们会在后面的章节中进行更深入的阐述。

情感和认知的整合

心理治疗中的所有疗法都以某种方式促进了情感和认知的整合，这意味着新的神经回路得以建立。肖尔（Schore，2008）的神经科学研究发现，在长期的心理治疗后，负责加工情绪以及控制被情绪强度所驱动的行动和行为的情绪半脑，即右脑的神经连接发生了重组。这种性质的改变不会仅仅来自有意识的思维，也不仅仅是因为对痛苦的根源有了认识或对原先无意识的问题有了觉知。这可能是这三个因素协同作用的结果。

斯特恩（2003）解释说，改变发生在两个层面：隐性和显性。心理治疗师与来访者之间无意识的关系性交易参与了情绪调节的发展，并且导致了关于人际关系的隐性知识的改变。这种改变取决于治疗关系本身的质量，而且是在潜移默化、循序渐进中发生的，无须用言语来表达。

此外，心理治疗师会适时地为来访者进行解释，旨在让来访者对自己无意识的经验赋予意义，提高他对自己的认识。心理治疗师如果能在恰当的时刻给予解释，即解释中提到的既往经验与来访者当下的情绪状态相一致，且相比其童年时期获得的回应，心理治疗师给予了更加与他的情绪状态相调谐的回应，这种解释就会带来显性知识的改变，这就是情感和认知整合的结果。

身份认同上的改变

一个人如果发现自己被禁锢在靠自己的力量无法挣脱的窠臼之中，就不再听从自己的感性。他情感经验的某一部分无法被觉察。要想实现改变，就必然要通过驯化被摒弃一旁的情绪和思想。这样，他就能重新掌控真实自我的要素，成为真实自我的主体，这会有助于拓展自我意识。这种主体化的过程会带来真正的身份认同上的改变。

对于创伤最严重的来访者来说，心理治疗的目的不在于帮助他回归主体的地位，而是要确立主体地位。事实上，有些人对其真实自我的觉知非常有限，因为他们没有发展真实自我的必要条件。负责抚养他们的成人非但没能解读婴儿或儿童的自发性行为，反而将自己的情绪或意志投射到他们的身上。结果，孩子学会了按照别人的定义来定义自己，但这种定义与他的"真实自我"相悖。因此，当孩子成年后，虽然会感受到冲动和欲望，却无法识别这些冲动和欲望是否属于他自己。他无法确定自己的品位和兴趣；他不断地怀疑自己的内心，很容易根据别人对他的评价定义自己，即使事实证明这种评价是虚假的。自己的感受与思维之间的鸿沟，让他陷入迷惘，感到不真实。心理治疗师一旦意识到了这个缺陷，就必须帮助他识别什么是他自发的情绪、品位和兴趣，一旦在访谈中得到表现，就要予以指出，来访者就能学会进行识别。这样，来访者就会逐渐确立"真实自我"，培养自信，巩固身份认同。他会感到更真实、更踏实，从而能更好地调节自己的情绪，改善人际关系。

改变的动力

情感思维的流畅性

为了开始和保持自我，改变的过程需要建立在右脑、情感大脑和直觉大脑的特殊功能之上。右脑知道痛苦的根源，也能引导人解决困难。要做到这一点，人必须暂时中止理性思维，激活感性思维和直觉思维。这需要我们放弃从理智上理解自己的困难的唯一意志，停止主动寻找"为什么"和"怎么做"，以接纳的态度倾听自己内心情感的维度。这种倾听意味着必须让情绪得以产生和发展，让情感能够渗透到思维过程之中，让出现的思想按照自己的节奏发展，而不是试图引导或批评它们。换句话说，来访者必须学会跟随自发思想的引领，无论被它引向何方。这种联想的流畅性是改变的第一个动力，因为它鼓励人们全面探索右脑连接，这使得人们能够更好地界定阻碍改变发生的障碍和恐惧，并积累起可以引发意识觉醒的信息。

然而，前来求助心理咨询师的人，往往没有能力进行自由的情感倾听，要么是因为自己被情绪吞没，要么是因为情绪被压抑、抑制，以至于情绪无法激起任何思想。他的不适让他冲动地采取行动来疏解这种不适感，或者用逻辑性的论据来自我辩驳，试图改变，而这只会让他产生更强烈的愧疚感。这种对自身情绪的充耳不闻压制了改变的可能，因为他的情绪和理性思维在内心深处交战，而不是携手实现整合。心理治疗师的工作就在于引导来访者，使之能够发展出这种倾听的能力。

冒险求变

当来访者在心理治疗师的帮助下能全然投身到对自己内心世界的不受引领的自由探索时，他就会愈发察觉到自己困难的不同层面。在这种比较开明的认识中，我们等待的扳机点就会出现，意识的觉醒会让人做出冒险去改变的决定，这是改变的第二个动力，也是改变的第一个阶段。改变意味着放弃旧有的行为和思维方式，就像陷入真空。

这一刻的觉悟会有多种表现形式。例如，来访者对自己自发的言语感到惊讶，让他看到了自己未曾设想过的自体的某一面。一位男性来访者称自己的上司太过挑剔，让他难以忍受，于是他把上司比作自己的父亲，而他在童年时就饱受父亲的指责，这也是他第一次听到自己做出这样的联想，这令他感到十分错愕。我们就这一点进行进一步的探索之后，就会找到烦躁情绪的真正源头，而他自己也会惊讶地发现，经过几个月的治疗后，他竟然觉得他的上司变得更加和蔼可亲了，事实上，他的上司并没有改变自己的态度。

有时，正是突然出现的情绪触发了觉醒的时刻。例如，一位女士在第一次与我的访谈中说起了她的结肠不适，尽管她与主治医生和顺势疗法医生已经多次谈论这个问题，但她还是感到情绪压得她喘不过气，她发现自己参与心理治疗的渴望在上升。她之后告诉我说："我想和你合作，因为你倾听的方式触动了我的情感，虽然我一直都在控制情绪。"

觉醒有时会让我们等上一段时间。随着自我探索的不断深入，它也在潜移默化中酝酿着，在长期的心理治疗过程中，来访者逐步走近痛苦的核心和遥远的根源。一位经历了几年心理治疗的来访者就属于这种情况。尽管她在生活的各个领域都取得了进步，但当初让她寻求治疗的主诉始终没有得到缓解。经历了一次次的磕磕绊绊，甚至治疗关系都差点儿崩裂，但我和她共同做的修复工作，让她感受到了自己对这种痛苦的执着程度，于是她能够慢慢地开始脱离这种痛苦，让自己慢慢地放下。

有时，觉醒的表现并不十分明显。它会在对内心世界和治疗关系逐渐驯化后缓缓显现。但无论这个扳机点是在一开始时就出现还是需要很长时间才能出现，它总是会出现在意识领域，让意识有片刻的醒悟。这就是负责直觉和情绪的半脑运作的特点之一。

倾听自己的内心，意味着停止与自己、与痛苦做斗争，接受痛苦的存在及其包含的意义。这是个美丽的悖论：只有当我们真正地接受做自己、当我们不再憎恨自我的某些方面时，我们才能真正改变。比如，有些来访者讨厌自己内心的那个畏首畏尾的小孩，希望看到这个小孩不惜一切代价地获得自信。他们不知道的是，这个恐惧的小孩会一直害怕下去，而只有作为主人的成人学着理解这种恐惧的根源，并学会爱这脆弱的一面：此时，这个小孩才会真正成长，不再害怕。有些人的自我憎恨极度强烈，在心理治疗中，心理治疗师必须花上很长的时间帮助他们克服自我仇恨，接受真实的自己。只有这样，他们才有可能发生改变。

治疗关系

最后也是最重要的一个动力，是治疗关系。正是心理治疗师与来访者的共同努力，才能引领来访者走向那些可以促成改变的关键转折时刻。心理治疗师引导来访者倾听自己的声音，在他恐惧、抗拒、情绪和自我防御的迷宫中跟随着他。这种不断的调整、主体间的调谐构成了心理治疗的关键支点，这一点尤其重要，之后的几章都会深入探讨这一点。

改变中的矛盾心理

尽管有人在痛苦的驱使下进行了心理治疗，也有意识地愿意尽一切努力减轻这种痛苦，但改变的意志总是受制于有意识或无意识的矛盾心理，这种矛盾心理很可能会在治疗过程中的任意时刻出现，从而阻碍治疗过程。既然一个人已经痛苦到需要寻求帮助的程度，为什么还会有这样的矛盾心理？

改变令人恐惧

人们对改变的恐惧源于多种原因。例如，有人可能会害怕必须放弃一个好不容易才达成的平衡。即使当事人饱受折磨，他们的反应方式往往是他们眼下唯一能找到的维持平衡的方法。若要进行改变，他们就要放弃为不被痛苦吞噬而建立的一切防御，这并不容易。我记得有一个来访者抱怨自己在感情交往方面存在困难。从访谈开始，她就意识到了自己对交往的男人态度轻蔑（她用了"垂涎三尺"这个词来形容这些男人），她知道这种态度对自己不利，她想改变，但又无力改变。随着访谈的深入，我观察到一件令我吃惊的事情：当她对我举例说明她的傲慢时，她明显露出了笑容。在我看来，这似乎与她一开始提出的诉求，并被认为是接受心理咨询的动机是相互矛盾的。我只是简单地向她指出了这一点。而我的一句话立刻让她碰触到了另一种痛苦，一种更遥远的痛苦。她突然号啕大哭起来，哭声平息后，她告诉我，在青少年时期，为了克服极度的羞涩感，她养成了这种虚张声势、硬充好汉的个性。她明白这会损害她的人际关系，但又担心如果改变这种态度，就又会回到从前那样，觉得自己软弱无力、不堪一击，害怕被他人伤害。这是她第一次意识到自己面对改变时的矛盾心理。这为我们开辟了一条新的探索之路：如果她表现了自己脆弱的一面，为什么会害怕被伤害、被嘲笑？探索这条路，也许会让她在这种矛盾心理的背后找到另一个动机。因为在主体化的过程中，来访者可能会遇到许多所谓动机，但有些动机就像陷阱一样，需要克服它们才能实现改变。

我们也会因为害怕新事物而不愿意改变。某些态度的确让我们感到痛苦，但我们对目前的运作方式已然非常熟悉，甚至已经变成了自动机制。要改变，就是要走向未知的东西。我们可能会感觉自己跳入了虚空之中，担心失去控制，或者担心自己能力不足，无法驾驭新的运作方式。这种恐惧感并非治疗一开始就会出现；而是在当事人已经清楚地明白自己要舍弃什么，并觉得自己已经准备好放弃，但又不知道该如何去做时才会出现。

害怕改变的另一个原因，是害怕改变带来的后果和需要付出的努力。因为有时改变需要我们采取具有严重后果的行动。例如，有人可能看到了他所处的一段关系的不利影响，也隐约看到结束这段关系的必要性，但又觉得自己离不开这段关系，尽管这段关系会为他带来痛苦。与这个人的分离可能会招致此人的排斥，这种排斥会让他感到无法继续生活。许多对改变的恐惧就是源于对改变带来的结果的恐惧。有些人害怕信奉新的价值观会招致家人的批评；有些人会觉得推翻一切重来可能会引起周围人的嫉妒或导致分离，产生严重的经济后果等。系统（家庭、婚姻或其他）中成员之间的纽带十分强大，尤其是身处依赖性的关系中的人，他人对改变可能做出的负面反应，对他而言是真实存在的威胁。这样，无论他身处的困境多么艰难，改变可能会让他陷入孤独、排斥之中，这可能比维持现状更让他痛苦。克服这些恐惧可能需要时间，他需要必要的时间来学习建立更健康的人际关系，创造新的、更令人满足的关系，这些关系会帮助他努力尝试断绝对自己不利的关系。

有时，改变过程带来的意识觉醒会让来访者对一种更深重的痛苦产生觉知，比前来咨询时的主诉更为痛苦。即便承认改变的必要性，要直面这种痛苦也需要勇气，正因为如此，有些人不愿意去尝试。我的一位来访者就突然表示犹豫，不愿意接受心理治疗。她向我描述了家族的精神疾病史。她问我："去深究这一切到底值得吗？"她的犹豫源于她预感到了这个家族历史背后的痛苦，于是不敢碰触。我告诉她，她害怕打开这个潘多拉的魔盒也不是全无道理，但我不能替她做出这个决定；只有她自己才知道这样做是否值得。我认识到了她面临的困难，这给了她尝试的勇气。很多来访者并没有这种预感，但他们内心深处有一种说不清、道不明的东西在牵制着他们，而这种东西往往就是怕会承受太多的痛苦的恐惧。

与童年伤痛相关的愤怒导致的矛盾心理

当一个人向心理治疗师寻求帮助时，他往往会抱怨自己身边的人、配偶、上司、原生家庭等。他在这些关系中经历的挫折和不如意使他感到愤怒，而这种愤怒会不自觉地阻挠他改变的意愿。即使他在一开始有过这种直觉，认为自己受到这些关系的困扰，知道必须改变自己的认知和反应方式，但他总是认为他人或多或少要对自己的这种状态负责并抱有幻想，认为必须做出改变的是他人。改变他者的欲望和希望始终存在，且或多或少都是有意识的意志，而这种指责很容易取代自我审视，然而，只有后者才是实现改变的唯一跳板。

愤怒也会滋养出一种怨恨，这会阻碍改变的过程。有些人可能会固执地认为改变对他而言是不可能的，他受到的伤害已经无法弥补。执着于自己的痛苦，要求得到弥补，这种方式其实间接地表达了对他眼中的责任人的责备，同时也是一种逃避哀悼的方法，因为哀悼意味着他必须感受和处理比愤怒和怨恨更令人痛苦的情绪。

执着于一种身份认同的痛苦

我们也看到了，改变是一种感性的决定，由直觉驱动：人"感觉到"这是他必须做的事情。当痛苦的根源可以回溯到童年时期所遭受的重大缺失时，这种痛苦就会产生一种身份认同上的意义，似乎这个人只能用这种痛苦来自我定义。在心理治疗的过程中，一个人在经过长期的对自身各个方面的探索和加工后，就会产生这种直觉，这是触发深刻改变所必需的。他明白自己必须要做的事，但又拒绝去做，因为他主观上害怕失去对他来说至关重要的东西，即定义自我的这种痛苦。这种拒绝随后会表现为对治疗架构的攻击，对心理治疗师本人及其治疗方式的攻击。心理治疗师的共情反应将是打破心理治疗可能陷入的僵局的关键所在。这种抗拒改变的阻力往往是最难撼动的。

次级获益

有时，当困境带来的利益令我们不忍舍弃时，有意识的想要改变的欲望和无意识的继续在痛苦中挣扎的欲望之间会横亘一道鸿沟。在决心开始心理治疗时，我们往往没有意识到这种矛盾的心态，因为人们往往或多或少都会有意识地希望从中获益。一个人之所以会寻求咨询，是因为想要摆脱不同程度的痛苦，但由于目前现状对他来说也有好处，导致在改变的过程中出现障碍。如果治疗难以有效开展，心理治疗师必须牢记这种可能性，帮助来访者直面真相，将他的求助进行转化，使之与他内心深处的感受相一致。

一个年轻的女学生请我推荐一位神经心理学家。她确信自己因一次工伤事故而失去了短期记忆，而这一说法未得到神经系统检查的证实。她想找回记忆，抱怨医生不相信她。虽然她给出的原因在生理层面上站不住脚，但她遭受的痛苦是真实存在的，她的求助也是真诚的，即使她还不知道自己痛苦的真正原因。她被送到我这里，别人已经不知道该如何帮助她，也不知道如何说服她放弃投诉魁北克省的职业健康和安全委员会（CSST），因为 CSST 要撤销她的工伤赔偿。我猜想，这种没有医学证据支持的抱怨背后，也许存在次级获益。难道是因为怕失去补偿金？也许吧，但她的态度中有一些东西，一种无法言表的痛苦，让我感觉到还有比她的利益损失更重要的东西。在我看来，她对这种主张的坚持发自肺腑。如果仅仅是物质上的次级获益，我们会更多地感受到她固执地维护自己主张背后的操纵，而事实并非如此。我请她畅所欲言，随意说说自己的想法，没有试图说服她认识错误。我的耐心和不加评判的倾听让她意识到了一点，自事故发生后，她成了被关注的对象，也成了被优待关怀的对象，她也由此感受到莫大的安慰。对于一直深感孤独和被人误解的她来说，放弃这种被关注和被关怀，似乎是一件极其困难的事情。当她准备完成学业，踏上工作岗位时，成年人要肩负的责任对她来说似乎是一座难以逾越的大山，她更愿意继续留在依靠他人的舒适区中。在有勇气对自己坦诚这一点后，她现在可以准确地定位自己真正的痛苦，也就是说，折磨她的并非失忆，而是一种巨大的孤独感，一种情感需求没有得到回应所带来的痛苦。她现在明白，她真正需要的不是神经科或其他医疗手段上的帮助，而是心理治疗的帮助。

▶ 第五章　心理治疗的需求与
　　　　　供给

FIVE

我不再是可以给予的人，

而是需要被疗愈的人。

谁愿意进入我的痛苦呢？

谁会有勇气进入这半死不活的生活？

——圣 – 德尼·加诺（Saint-denys Garneau）

当一个人希望接受心理治疗时，初步的访谈和最初几次的会面将对启动改变过程起到决定性的作用。其中，有几个要素在发挥作用。他如何表现自己？他用怎样的方式提出自己的诉求？他的痛苦和动机的本质是什么？心理治疗师应该如何自我定位，最大限度地激活改变的动力？

痛苦与求变的渴望

痛苦，求变渴望的锚定点

所有心理治疗请求的源头，都是一种有意识的心理痛苦。如果一个人被难以控制的情绪、不尽人意的人际关系、缺乏自信、弥漫性焦虑、厌世、抑郁等痛苦折磨，那么他寻求帮助的目的就是不想再痛苦，至少希望少受点儿苦。在大多数情况下，他会犹豫很久才打这个电话。他知道自己已无力招架，因此不顾自己的恐惧和不能独立面对的羞耻，终于下定决心向他人求助。于是，他带着内心所有的矛盾和保留开始了初次会面。有时，来访者会立即将内心的矛盾与保留和盘托出，但是，通常他会隐瞒或者说可能连他自己都还没有意识到。

　　然而有的时候，只有当一个人的痛苦达到难以忍受的程度时，在冲动的驱使下，他才会求救。一种紧迫感促使他立刻预约治疗。如果心理治疗师及时做出反应，来访者会感到排山倒海的恐惧感迎面袭来将他吞没，就像一开始的紧迫感那样强烈，而等到了咨询的时候，他的痛苦就神奇般地消失了，或者至少突然变得可以忍受，于是他反悔了，没有按时赴约。诸多首次访谈的取消或无缘无故的缺席都是出于这个原因，这揭示了人在面对来势汹涌的痛苦时，在冲动和本能的驱使下，会突然大跨步向前迈进，这种突然的冒进，让他产生一种错觉，以为自己所有的问题都已经迎刃而解。心理治疗师在电话联系时，必须评估来访者的恐慌是源于上述的动态还是真正紧急的情况。如果是前者，治疗师最好将约见日期定得稍晚一些：这听上去很矛盾，但确实有安抚人心的作用。从打完电话到约见的这段时间里，来访者有时间去驯化这种冲动行为带来的后果，去思考自己其实不只是在危机时刻才需要帮助。这时，他会决定是否带着已经经过修正的诉求来赴约；反之，他会取消预约，以后再做决定。无论延后日期的结果如何，都能让来访者有时间评估自己的真实动机。此外，当心理治疗师在电话中发现有真正的紧急情况时，会提出在几小时内见面，但一定要记住，由紧迫感驱使的咨询动机往往只是昙花一现，一旦危机感平息，咨询动机就可能随之消逝。

有时，一个人已经被痛苦折磨得苦不堪言，但还是缺少内在动机。由医生建议，配偶要求或法院强制的心理治疗就属于这种情况。一个人感到痛苦，但还没有真正决定采取行动改变现状。这是否意味着心理治疗注定失败？并非如此，但心理治疗师首先要努力激活个体固有的内在动机。

因此，痛苦对启动改变进程而言至关重要，但这还不够。诚如第四章中所述，矛盾心理始终存在，有时甚至比改变的欲望还要强烈。另外，人还会认为自己的痛苦来源于他人，配偶、父母、同事、上司，认为只要他人改变就可以解决一切问题，而心理治疗显然无法实现这一点。因此，除了痛苦，还需要其他条件，才能开始改变的进程。

认为自己该为痛苦担责的直觉

直觉自己与痛苦有些许关联，是触发改变进程的有利条件，使人有了进行自我观察、反省的倾向。但在进行心理咨询时，这种直觉并非一定存在。当人格的自我发展受到很大限制时，就会出现这种情况。这类人遭受痛苦，但很少在自己的身上找原因；他们自发地、坚定地指责父母、上司、配偶甚至是整个社会，但坚决不考虑自己的那部分责任。然而，没有自省并不意味着他们不可能改变。心理治疗师如果不再寄望于来访者的自我观察能力，就应当重新自我定位，更多地依靠关系的治愈力，重新激活僵固的自我发展，逐步引领他们开展自我观察。可以想象，在这种情况下，在很长的一段时间内改变的过程将通过关系而不是通过激活来访者的心理加工来支撑。这样的过程不可能一蹴而就，需要心理治疗师具有很强的技巧性和深刻的共情。

摒弃抱怨动机

弗朗索瓦·鲁斯唐在他的《终结抱怨》（*La Fin de la Plainte*，2009）一书中表示，改变是一个需要放弃受害者立场的过程。我与他的看法基本一致。描述自己所处现状的各个维度，祖露遭受周围人的不理解或是自己全情努力却反复挫败时的感受，是心理治疗过程开始时正常的第一步。在痛苦的各个维度上都得到倾听和理解十分必要，其中也包括自己的痛苦都是他人造就的感觉，这么做不仅必要，还会为伤口涂上一层良药。甚至可以说，想要自己的感觉被看到和被认可的需要，是每个人的根本需求。对这种主体间性需求的回应是培育和支持治疗关系的首要条件。

然而，一旦抱怨的祖露得到了认可，为了走出不尽如人意的现状，我们必须开始探索内心的其他维度，那些至今为止还从未被思考的领域，并接受对自己的某些方面做出改变，如思维方式、态度、行为等。要做到这一点，就必须逐渐放弃抱怨，采取内省的态度。这其实并不容易，并且取决于痛苦的源头深度。如果它根植于生命的早期阶段，并且是由重大的情感缺失造成的，或者当事人遭受过生理创伤，如身体侵害、性虐待、乱伦或其他方面的伤害时，在过去客观现实的刺激下，被触发的情绪可能是非常痛苦的，让人们难以审视历史现实与当下痛苦的关联。在这种情况下，来访者必须首先承认所受伤害的现实性和严重性，这点非常重要。只有在承认了这一点之后，来访者才能审视自己为何会让痛苦持续至今。

即使一个人直觉上认为自己也要为痛苦担责，但他可能还是需要一段时间才会停止抱怨，在那之前，他还是会抱怨那种被排斥的感觉：如影随形的不安、配偶的不理解、精力不济、无法摆脱的孤独、身边的人不善、从未给过自己爱和关怀的父亲、疏于管教自己或对自己产生负面影响的母亲等。要想摆脱过去带来的痛苦，必须先接受过去业已发生的事情，才能真正对过去未曾得到东西进行哀悼。当痛苦涉及本该拥有却事与愿违的某种缺失，而痛苦是由第三者（粗心大意或暴力的父亲、缺位或负能量的母亲等）造成时，哀悼的过程似乎不可能实现，求助者可能会愈发要求心理治疗师给予他所未曾获得的东西。这样的期望是不可能实现的，因为新的关系无法抹去也无法修复来访者曾经遭受的真实伤害。心理治疗并不能改变过去，但可以帮助来访者换个角度看待自己，学会与之共生。

有些人执着地自怨自艾、纠缠不休，因为他们觉得自己只有借由痛苦或寄身于痛苦才能存在，仿佛痛苦使他们变得独一无二，好像这是他们唯一的自恋基础。对他们而言，痛苦是一种身份认同的现实。对他们来说，一旦放弃抱怨就等于不复存在，仿佛他们的整个生命会随之崩溃和消失。

敢于正视自己，直面自己的缺失，承认自己的局限，也会被认为是对自尊心的一种伤害，而这种伤害非但没有减轻痛苦，反而会加剧痛苦。人可以触发一系列的机制来避免面对自我，其中的一个方法就是执着于抱怨。这种固执阻滞了改变过程所需的能量，因为它将人自我封锁在不可能实现的修复诉求中。当这种情况持续数月甚至数年之久时，对于心理治疗师的耐心和共情是一种考验，在这些艰难的时刻，心理治疗师必须记住：自我表露，表露自己的缺陷和不足是极度痛苦的。抱怨必须被倾听、被接纳并被承认是真实的，但拒绝成长、害怕遭受更多的痛苦、害怕不再存在的恐惧也必须被听到，这可以帮助来访者不再执着地紧抓着那些渺远的期望不放。

从痛苦到寻求帮助

痛苦属于未被觉察的那部分自我

我们在遭受痛苦的时候，提出一个明确的诉求十分困难。即使我们能识别被痛苦折磨的领域（恋爱关系，面对权威时的困难、焦虑、抑郁），我们还是无法解释其背后的原因。心理痛苦的特点就是难以界定，因为正如鲁西永（Roussillon，2012）所述，它的出现证明了这样一个事实，即心理现实中有一部分不在意识层面，缺乏意义，需要被心理化才能融入身份认同，融入主体性。个体会感到弥漫性焦虑或隐约的不适，但由于他无法指出痛苦的真正原因，所以他只能抱怨。

心理上的痛苦是未经思考、不被言述、不被感知、未被反思的东西，因此也是未经消化、未被内化的东西。这就是鲁西永所说的"痛苦的消极性"，消极性指的是一种空白，一种缺失。这种消极性之所以使人痛苦，是因为两个原因：一是人感觉自己无法觉察自身的某些东西；二是这种对自我控制的缺乏伤害了他的自尊心。

减轻痛苦的心理模式

痛苦触发了一种心理运行模式，它试图减轻痛苦。首先，为了自我保护，人会通过建立一些机制远离痛苦的情绪或思想，或者他会通过逃避现状或施加对周围人的控制和影响重塑身处的环境。如果这些策略有效，无意识层面就不会引发太多的痛苦，人也能应付自如。

又如鲁西永所述，当防御和重塑都失效时，谜一般的痛苦就会被感知为一种缺失，这就迫使人寻找外在于自身的、可以填补这种缺失的东西，使痛苦停止。比如，他幻想着只要离开一份让他觉得不舒心的工作，或者是换个伴侣、搬家、旅行、出走等，就不会再受苦了；他幻想着一份可以解决一切问题的爱情或者一种神奇的药物，一种可以神奇地消除痛苦的疗法。简而言之，他要找的东西或人应该能知道、听到、看到、理解、缓解他的痛苦。因此，当痛苦被感知为一种缺失时，就会产生对一个多少有些理想化的他者的呼唤和需要。

在这种理想化的等待中，往往会出现一种想法：心理治疗也许是解决问题的办法。感觉无能为力，深受痛苦折磨，希望心理治疗师替他消除痛苦，而他则无须付出任何努力。换句话说，心理治疗的诉求中总是包含一些不切实际的东西，或多或少地把心理治疗的过程和心理治疗师理想化，有些人甚至认为心理治疗师无所不能。心理治疗关系正是在这种错觉中逐步发展。

如何回应这一诉求

在这种想要解脱的期待中，我们能听到被爱的需要。这种期待不会用语言表达，而是通过行为和非语言的态度表达。但心理治疗师能够真切地感受到，这种期待是切实存在的。这种期待往往以抱怨的形式表露，隐藏着对他人的请求，甚至是要求，来访者还没有意识到，自己也必须对自我下功夫，才能让一切得到改善。

但是，心理治疗的目的是启动来访者的改变进程，减少来访者因缺失、缺陷、内心冲突、不安情绪等造成的困扰。要做到这一点，来访者必须调动自己，正视痛苦的真正本质，停止逃避。只有真正地领悟了痛苦的根源，痛苦才会减轻，我们才能更好地处理和应对。而来访者在决定进行咨询时还没有认识到这一点。他提出了自己的期望，希望得到心理治疗师的治疗，让他从痛苦中解脱。他暂时还不清楚自己需要在多大程度上为这个进程助力，自己的参与度如何，自己会在多大程度上自我表露、自我反思。换句话说，他还不知道改变在很大程度上取决于他，而他赋予心理治疗师的能力和权力，事实上由他自己掌握。他应该走哪条路？他应该去哪里？答案就在他的内心，但要听到答案，他必须倾听自己的内心，而他需要心理治疗师的帮助才能完成。向他解释也只是白费唇舌，因为这些信息只能说给他的理智听，而这部分已超负荷运作。他必须在与心理治疗师的接触中，自己去发现、去感受，而心理治疗师用自己的态度和陪伴鼓励来访者去倾听他的情感内心。

自主自发的共情可能会让人认为，心理治疗就是要给予来访者与人生中的磨难完全相反的东西，即以某种方式回应他对爱的要求。例如，要帮助一个感觉被拒绝的人，只要接纳他、爱护他，就能消除这种感觉；对于自我怀疑、容易感到羞愧的人，只要重视他或者强调他的优点就可以了。这在短期内可能会让人宽心，但这种缓解只是暂时的，不会改变来访者的自我认知和与人交往的方式。事实上，在寻求心理治疗之前，来访者很可能已经找了很多人并提出了自己的要求。他可能也有过很多段友情、爱情、职场关系等，也许已经有很多人被他的遭遇触动，都曾尝试回应他。但他现在还是决定寻求心理治疗，是因为所有这些关系都没能让他真正的宽心。因此，心理治疗师必须避免落入这个陷阱，应该只行使属于自己的权力，即为启动改变过程创造最佳的条件。这也是初步访谈的目的之一。心理治疗师通过满足来访者主体间性的需求，为心理加工和象征化的工作提供支持，努力挖掘出痛苦的真正根源。

初步访谈

当一个人的心理饱受折磨时，他会怀疑（也可能还没有觉察）自己也在某种程度上负有责任，但又对此无能为力，因此他想到了进行心理治疗。其实这么做令他感到恐惧；他的内心很矛盾。他克服了自己的恐惧，决定打这个电话。但他的忧虑依然活跃着，并未消散，并且会阻挠有意识地不遗余力寻求改变的意志。

是否有必要进行心理治疗，这该由来访者和心理治疗师共同决定。通过初步的访谈，他们能互相了解，共同探讨咨询的动机，从内心感受双方是否有合作的意愿。心理治疗在一段人与人的关系中展开，因此相互选择非常重要。初步访谈的目的是奠定治疗联盟的基础，[25] 调动来访者的生命动力，即能够倾听自我的能力，摒弃抱怨和理性思考的意志，而这要借由来访者与心理治疗师逐步构建的关系。初步访谈结束后，在充分了解事实的情况下，双方就能达成共识。

现在，我们将深入探讨这些初步访谈的目的。

让诉求延展

初步访谈的目的之一是让来访者体验心理治疗的过程，让来访者从内心感受心理治疗的过程，而非仅从理性上理解。我们要记住，心理治疗的改变是通过传递实现的。因此，要实现改变，心理治疗师的态度比他的语言更重要。来访者提出了求助的请求，在简要阐述一下抱怨的动机后往往就会保持沉默，从而流露出面对困难时的无力感，并期望心理治疗师能全权负责，告诉他如何解决问题。心理治疗师知道自己不能掌控来访者赋予他的力量，但仅仅把这一点告知来访者是徒劳的。心理治疗师必须让来访者能够感受到自己必须调动自我，积极参与到寻求幸福的过程中。同时，来访者要能够感到自己在这个过程中不是孤军奋战，治疗师会陪伴左右，给予支持、引导和陪伴。心理治疗师要让自己处于一种全情投入的等待状态中，鼓励来访者自发进行阐述，避免对其提出太过精确的问题或按照自己先入为主的想法引导对话，从而避免进行理性层面的分析和探究。心理治疗师要告诉来访者，他自己说了算，没有人能替代他，因为答案就在他的内心，即使他现在还不知道。

为了调动来访者的生命动力，心理治疗师希望来访者能暂停理性思维，让其处于自我倾听的状态，充分接纳内心出现的东西——感觉、情绪、情感、意象和思想。心理治疗师让自己处于全身心的等待状态，不仅是为了倾听来访者的言述，更是为了倾听他的情绪，同时也倾听自己内心出现的感觉、情绪、情感、思想和意象。这样，心理治疗师就会触发一种关系的张力，引领他面前的来访者也这么做。心理治疗师并不是在找什么具体的东西；他只是把自己置于一种接纳可能出现的任何东西的状态中，没有任何特别的意图，不试图诱导、不试图建立权威、不试图迎合来访者的期望，也不自恋地关心自己会对来访者施加怎样的影响。通过这种方式，心理治疗师会让来访者明白，对于自己内心产生的各种心理活动应该采取怎样的态度。

来访者早已失去这种专心倾听自己内心情感的习惯，抑或是这种习惯从未养成，因此在最开始的时候，来访者的思考会缺乏流畅性。心理治疗师会试图通过情感反应重启对话，对来访者的感受提出一个开放性的问题，邀请来访者围绕一个几乎从未触及的话题进行阐述，强调一些未被来访者关注的点使他产生惊讶。心理治疗师会任由自己追随来访者的联想链和蜿蜒曲折的思维脉络，不发表自己的观点，这样，来访者容易中断的思维就会重新回归，变得愈发自由自在，发自肺腑。心理治疗师从一开始就采取这种倾听和探索的态度，是在向来访者传达他的信念，即要想解决问题，欲速则不达，也不能光靠理智探究的努力，重点在于倾听自己内心出现的东西，在于自信地等待这种倾听会让一些东西从笼罩他的混沌中脱颖而出，为他的困境带来新的启示。同时，心理治疗师也教他如何去听从这种内心的语言。渐渐地，来访者会开始围绕他最初的诉求进行表达和阐述，并会令人惊讶地传递出他参与访谈前不曾关注的内容。来访者越是能在他的诉求中详细地说明和揭露最深层的动机与抵触情绪，就越能预感到心理治疗能带给他怎样的体验。

感性思维缺乏流畅性的原因之一，就是求变固有的矛盾心理。心理治疗师要警觉地发现这种矛盾心理的表现，听出来访者对这种新形势的恐惧，这样，他才能对来访者做出情感反应，就像说"我理解你，下这个决心的确不容易"，或者说"我明白，没这个习惯的人很难对自己的私事大谈特谈，尤其是对陌生人"。不要向来访者施加压力，希望他能立刻直面自己的恐惧，也不要试图说服他这个决定是正确的。每一种防御都有其存在的理由，而来访者必须自主决定何时以及用怎样的方式卸下防备。心理治疗师的平静会逐渐渗透来访者的内心，来访者会觉得在这里，他能无所不言，甚至是他对心理治疗效果的迟疑、担忧和质疑也不例外；他会有种预感，在这里，他当下意识层面中的感受能够被看到、被听到、被理解，而不受到任何评判。心理治疗师包容和等待的态度，鼓励着来访者敞开心扉。来访者的抱怨只是一块敲门砖，因为来访者还没有觉察痛苦的本质。如果来访者的诉求得到了心理治疗师全身心的接纳，那么最初的诉求就会得到延展和转化，而那些来访者未曾关注过的领域会逐渐浮出水面。

心理治疗师善意的沉默会让过度理性的人的情绪浮现，而他们先前只会在理性层面上寻求答案，心理治疗师的冷静也能帮助那些被自己的情绪吞没的人，他们无法保持距离，无法放松自己，因此也无法更好地倾听自己。

有些来访者可能会对心理治疗师的这种方法感到迷茫，可能会要求心理治疗师主动对他们提问。但心理治疗师一旦满足了来访者的这一要求，就会强化来访者从外部获取解决方案的期望，而不是鼓励来访者对内心想法的倾听。然而，让来访者处于沉默之中，会增加他们的焦虑感，反而会阻止思想或意象的出现。心理治疗师不妨与来访者一起探讨一下，为何无法自在地谈论自己。

倾听未言说的痛苦，奠定联盟的基础

在自己当下意识范围内的感受中被看见、被听见、被理解，是来访者与心理治疗师建立信任关系的必要条件。但我们也看到了，任何求助都有无意识的一面，即鲁西永（2012）所说的痛苦的"消极性"。临床观察表明，当来访者能真切地感受到痛苦的真正所在且他们能感到自己被听到时，即使无法用言语表达出来，治疗联盟也会变得更加坚固。因此，心理治疗师在初步访谈时，首先要做的工作之一，就是听出痛苦的真正所在，这会超出或低于来访者所能言说的痛苦的范畴。这就需要心理治疗师运用一种非常特殊的倾听方法，这种倾听超越了想要用逻辑思维或理论迅速理解的意志。为此，他必须让自己被来访者触动。通过与来访者一起共振调谐，心理治疗师就能确定来访者真正的需求（解脱、爱或其他），理解其中的关键意义，并将其转化为能够触动来访者的语言。

案例分享

案例 1：一位女士向我咨询，说她有失眠症。她详细地描述了自己的症状，并解释了她所做的一切应对措施，包括向擅长自然疗法的心理治疗师咨询，他提出了失眠是源于她与母亲的关系的假设。她在讲述时全程不带任何感情。我克制自己不发表任何评论，我怕会就引发症状的原因和形态陷入理智的争论。我只是一边听着，一边饶有兴趣地注视着她，没有插话。我的目光告诉她，我在倾听，也听进去了，我是在全身心地聆听，但我的沉默让她觉得我在等待着她说一些她还没说出口的内容。于是，这种防御性的语言渐渐枯竭。阐述结束后，她陷入了沉默。我也继续保持沉默，微笑着看着她，让她知道我在等，让她知道我在，并且我知道她还有其他话要说。她也感觉到了，但还不能明确那是什么。她愈发不安，我看到在她的内心、在她的脸庞上洋溢起一种情绪；我尊重她不断走近自我的这一珍贵的时刻。几分钟后，她突然泪如雨下，看着我说："我想和你一起治疗，因为，你用自己的方式成功地将我引入情绪之中。在一般情况下，我什么都感觉不到，我是凌驾于情绪之上的。"这就是我所期待的时刻，是她的生命动力被调动起来的时刻，也是她能窥见痛苦核心的时刻。现在我们两个人都明白了，治疗工作的重点不在于控制症状，而在于那些致使她远离自我的理性防御。我想到了一个假设，那就是她所遭受的失眠其实与这种不敢靠近内心世界的恐惧有关，但我把这个假设留在自己心底，一方面是因为我可能是错的，但更重要的是因为，只有她自己才能悟出痛苦的真正原因。

案例 2：一位男士向我咨询，因为他在两个女人之间犹豫不决：一个是与他交往了几年的女人，但他与她之间已经没有恋爱的感觉；另一个是他在国外长期居住期间认识的女人，他疯狂地爱慕这个女人。要是离开第一个女人，他会觉得痛苦，因为他对她有了依赖，也觉得自己亏欠她；但他又犹豫着要不要和第二个女人建立稳定的关系，因为他对她还知之甚少。他的要求显然很明确：他想让别人帮助他一起考虑一下这种情形，并做出决定。

然而，我觉得这个咨询的动机只是他真正痛苦的冰山一角。因为我在与他的接触中感知到了一些东西，包括警惕性过高、对我的不信任以及对心理咨询的不信任，而这些都是他用细微的方式流露出来的。他如此坚持要把他唯一的痛苦归咎于对两个女人的纠结，让我相信他也察觉到了这种说法的虚假性，但他担心我会把他带到他目前还没有准备好探索的领域。对其他层面的探索因此受到阻力，但我决定先暂时搁置自己的感受，不与他针锋相对，我决定就在这个层面上与他一起努力，同时，我保持着对自己内心出现的情绪、思想和意象的关注，因为它们都在向我诉说着其他东西。在阐述自己犹豫、纠结的原因时，他有时会提到某些痛苦的经历，于是他会将话题引入另一个方向。这时，如果我感到他的心扉逐渐敞开，我就会反映出与之相应的情绪。经过几次访谈，他自己也明白了，在两个女人之间徘徊的背后隐藏着更深层的痛苦，这是一种根植于青春期的痛苦，也是他一直在与之做斗争的痛苦。这时，我们两个人重新考虑了最初的约定，决定重新订立心理治疗的目标。

案例3：另一位男士向我咨询，因为他的妻子威胁说，如果他不做出改变，就要离开他。他害怕失去妻子，所以他想寻求帮助，改变自己令妻子不满的态度。但他本人是否会因为这种态度而感到痛苦？他的妻子的确受此折磨，但他却不一定。以此为借口进行的心理治疗注定会失败。然而，他既然找到了我，就是因为还有别的事情令他痛苦，有一些更强大的因素促使他找我，但他没有说。是害怕被抛弃，害怕孤独吗？

我跟随他的讲述一步步走下去，根据他的感受时刻调整自己，我们设法将他的痛苦用语言表述出来，那就是他在一个主宰他、不断地批评他的女人面前十分自卑。从一个压力驱使下做出的成功概率很小的心理治疗请求转化为一个发自内心的求助之后，他的生命动力就更容易被调动起来。

在上述案例中，来访者对痛苦的真正本质有一种预感，即使他还无从知道其原因和根源。在这种情况下，初步的访谈足以帮助他用语言把自己的预感表述出来，从而使其能以一种更明智的方式做出接受心理治疗的决定。

有时，咨询期间提出的动机与痛苦的真实本质相去甚远，这完全不受来访者所控制。这种痛苦隐藏在另一种更能被忍受的痛苦背后；来访者甚至完全不知道它的存在，但痛苦依然真实存在，他也不会把这种痛苦与自己发展受限的生活领域和缺乏成就感、满足感和生活乐趣相关联。在这种情况下，揭开痛苦的真实面目可能需要时间，有时需要很长的时间。在这种情况下，虽然初步访谈已经结束，但来访者还不能清楚地了解心理治疗过程会聚焦哪些内容。与他达成的协议内容是继续探索他不适的原因，但在近期和相当长的一段时间内，心理治疗师将无法寄望于来访者充分发挥情感思维的流畅性，只能更多地依靠关系的质量，这将有比以往更有治疗性的效果。

案例4：一位40多岁的女士找到我，抱怨自己没有朋友。她说需要有人和她说说话。她那热切的眼神恳求我把她从寂寞的深渊中拉出来。她到底需要什么样的帮助？不是我，我也永远不会成为她需要的那个朋友。她是否有渴望，甚至有意识要在自身下功夫，了解她交友困难的根源？她有这种自己也应该对没有朋友负责的直觉吗？当我问她觉得自己为什么没有朋友时，她用客观事实来回答我：年龄相差大、搬家次数多、与同事缺乏共同的兴趣爱好、语言不通（她是外国人），总之，都与她自己无关。我尝试将她的目光转移到她自己身上。我向她指出，我不能改变她的同事，也不能消除语言障碍，那么我该怎么做才能帮到她呢？她不停地告诉我，她很需要倾诉，但我感觉到在这些话语的背后，有一个贪婪、迫切的要求，那就是让我成为她需要的那个朋友，一个全心听她倾诉的朋友，一个她的完美的复制品，一个有相同品位、兴趣的人，一个在同一时刻能与她有相同感受的人，一个可以与她形影不离的人。因此，我感觉她之所以难以发展出令人满意的关系纽带，可能是因为这种贪婪，这种形影不离的欲望，而没有人能够满足这种要求。她的伤口很深，让她无法预感痛苦的深度。我提议我们进行一些访谈，一起寻找帮助她的方法。她的反应是很焦虑，怕我不要她。

这位女士除了痛苦，什么都没有，她的身份认同就是痛苦。我无法用语言让她理解，心理治疗的过程将是漫长的、艰难的，与她对我的期望截然不同。然而，她的需求十分迫切，只有心理治疗才能真正满足她的需求。于是，我们达成共识，继续一起努力探索为何她会因为缺乏友情而苦不堪言并开启了治疗过程，但我知道这些话对她来说都是空洞的，她没有任何直觉认为这与她自己多少也有关系。如果她接受了这个协约，那是因为我能窥见痛苦的真面目，因为她内心深处某个地方的那个小女孩感觉自己被看到了、被听到了，有人理解了真实的她。没有找到期待中的朋友，固然会令她失望，但也许她会遇见一种全新的、陌生的陪伴，使她逐渐对自己有更多的认识，会让她学会容忍和调节自己的情绪，巩固自己的身份认同，这应该有助于她在治疗关系之外发展出更令她满意的关系。

初步访谈的频次问题

让治疗诉求得以延展，为治疗联盟奠定基础，要实现这一点，仅进行一次面谈是不够的。如果来访者在首次见面时感到被倾听和被理解，就很容易接受这个建议，愿意花几次访谈的时间来展开探讨诉求，以便做出更明智的决定。这段诉求还不明朗的时期传达出一个理念，即心理治疗是一个持续的过程，需要反思，有些工作是在隐性层面完成的，并非只在访谈的框架中实现。来访者也意识到，心理治疗师不能主导一切，自己也必须参与其中，无论是在治疗过程中，还是在治疗间隙，他都必须倾听自己内心出现的东西。因此，心理治疗师提议进行第二次甚至第三次的初步访谈，是让来访者体验心理治疗实质的另一种方式。很多时候，在第二次访谈时，来访者想到了一些新的元素，而他先前要么是忘了提及，要么是建立起了新的联系，获得了意识觉醒，帮助他明白了答案其实就在自己的内心。这说明他已经自我动员，说明他掌控了自己的改变过程。在向他解释心理治疗的内容和试图达成共识的过程中，心理治疗师可以用这些例子，让他马上就能理解。

心理治疗中的评估

在初步的访谈中，心理治疗师还会试图评估来访者是否能从心理治疗中受益。这个评估包括哪些内容？心理治疗师有资格评估个体的精神障碍并做出诊断。这是他与医生和精神科医生共有的保留行为之一。评估一个人的精神障碍的目的是确定其功能中的人格特质、行为和一般脾性，这是很多人的共同特征，因此能够做出诊断。这种评估方法要求作为心理健康专家的从业人员发挥积极的作用，通过对个体进行询问引导访谈，最大限度地收集诊断所需的信息。这种定位的后果是，来访者很快就会把自己置于等待被提问的位置，避免调动自己的思维。因此，对寻求心理治疗的人而言，如果心理治疗师从一开始就采取这种探究的态度，会违背心理治疗师对潜在来访者的治疗初衷。因此，心理治疗师要避免系统性地开展这种评估性的工作。

但是治疗师还是会进行一定的评估。来访者自发的言语表达、交往方式以及日常生活中的一些线索，都会向心理治疗师提供尽可能多的信息，使其了解来访者的功能，并倾向于做出某一类别的诊断。根据临床研究，对于特定的人格类型或特定的心理障碍，通常来说，某些特定干预措施会更为合适，心理治疗师也可能会偏向于采用某些方法或技术。然而，即使他的来访者与那些对此类干预措施有良好反应的来访者有相似之处，他也不能忽略了这样一个事实：每个人都是独一无二的，每段治疗关系都是独特的；他的来访者虽然与一个诊断组的来访者具有某些共同的特征，但他仍然是一个有自己个性的独特的存在。在心理治疗中，来访者的独特性更重要，因为心理治疗师正是带着这种独特性与来访者建立了关系；也正是这种独特性使来访者产生难以预料的反应，阻碍了治疗过程。

另一个需要得到重视的风险，就是把来访者过快地归入某个诊断类别，即给他贴上某个标签，从而限制我们对来访者改善的希望。心理治疗师千万不要忽视一个事实——诊断只是某一特定时刻的一个记录而已，人只要身处有利于其发展的条件下，就有可能发生改变。在心理治疗中，心理治疗师充分相信来访者有这个能力进行发展，这种信心是心理治疗过程中十分重要的有利条件之一。

心理治疗师在初步访谈时要进行的评估，主要是对精神障碍诊断因素以外的因素进行评估。心理治疗师更关注的是来访者痛苦的形式、来访者描述痛苦的方式，以及来访者与他建立关系的方式。心理治疗师会特别注意来访者进行治疗的动机质量，这为来访者的参与程度提供了宝贵的线索。来访者是因为他觉得自己有义务，被某些机构所逼，因为来自配偶的压力或医生的建议才来接受治疗，还是他自己主动来的？如果是前一种情况，要获得他的配合会比较困难，如果心理治疗师不先把这个责任重新交予来访者，却仍然开启治疗进程，那么几乎可以肯定，治疗是注定要失败的。痛苦和愿意全力以赴摆脱痛苦的真切渴望，驱使来访者真心实意地深度参与治疗过程之中，这一点至关重要。我们无法帮助一个不愿意被帮助的人。

由于诉求的成熟程度不同，动机的稳定性也会有所不同。有人可能会在绝望中求助于心理治疗师，期望瞬间获得疗愈。这种人往往不知道自己痛苦的深度和广度，并执着地认为心理治疗师能让意识范围之内的痛苦症状迅速消失。他们在寻找窍门、快速解决的捷径，远没有想到消除痛苦的改变进程可能是漫长而艰难的。他一旦参与这个过程，他的动机就会像风中火烛一样飘忽不定。心理治疗师在一开始就要对来访者做好评估，以便预见那些不可避免的沮丧的时刻，并避免来访者因一时冲动而放弃治疗。

而有些人找到心理治疗师并非期望获得自身以外的工具或解决方案，而是希望寻求对困难的解释和理解。在这种情况下，作为人类心理学的专家，心理治疗师也被放置在一个理想化的他者的位置上，他成了能参透并解释一切的那个人。这些人希望能通过对其痛苦的根源进行理智的分析，从而获得启迪与改变现状的力量。他们往往没有那么冲动，即便改变姗姗来迟，也不会那么容易就心血来潮放弃治疗。他们扎根于这种依赖关系中，这也意味着他们更能忍受迟来的改变，也能在心理治疗过程中保持信心。

另一些人则对自己更有信心，他们与依赖关系没有那么紧密的联系，他们找到心理治疗师是希望找到一个引导者，一个一起探索自我的盟友，以便了解为什么在功能都基本良好的情况下，他们的内心还是觉得不适。他们会抱怨缺乏自尊心，感到无所适从或是隐约的、不明来由的不适感。因为他们的求助已经超越了单纯希望症状消失的愿望，他们的需求是渴望更好地了解自己，他们已经预感到这个治疗只可能是个漫长的过程。通常，这类人的动机会比较稳定。

除了动机，心理治疗师还必须了解来访者将痛苦的消极性进行心理化的能力。他会观察来访者是否允许自己的情绪得到延展，是否只用无关紧要的语言表达自己，还是允许自己用意象来表达。如果来访者已经对痛苦的可能原因提出了假设，那么他是任凭自己的直觉引领他，还是只从读过的书或各处听到的观点中拼凑未真正内化的逻辑论据？他晚上可以进入梦境吗，还是一夜无梦？这些问题的答案将成为心理治疗师评估未来来访者情绪思维流畅性的线索。这种流畅性越强，心理治疗师就越能借助来访者的生命动力。否则，他就必须用自己的能力来弥补来访者的不足，用自己的能力将来访者的痛苦心理化，并逐步引导他发展自己的能力。

提供心理治疗

在初步面谈结束时，当心理治疗师认为目标已经达成，判断来访者能够从治疗中受益，并且在一段足够长的时间内，感受到了来访者内心有与他一起完成这项工作的真切愿望时，他就能够提出心理治疗的建议。因为他已经让来访者体验了心理治疗中的关系和情感模式，现在他将向来访者解释心理治疗包含哪些内容。这么做符合改变的逻辑——感性思维要先于理性思维。

在心理治疗师用几句来访者能理解的简单话语总结对其障碍的认识后，他就会向来访者解释心理治疗的具体内容、对来访者的期望以及他自己会发挥什么作用。为了进一步阐释，他就会举几个之前几次访谈中已经发生的事例来说明。

我则会用两人共同乘坐火车旅行为意象，将心理治疗看作一次探索之旅，我们知道出发的时间和地点，但我们不知道目的地和到达目的地所需的时间。在这个旅程中，我和来访者组成一个团队；他有我没有的长处，我也有自己的长处，与他相互补充。他的长处是知道某一刻自己内心的想法，即他的感觉是否处于紧张状态，什么时候产生了感情，脑海里有什么想法或画面掠过，哪些时刻他又什么都不想，一切都变得混沌模糊，以及他对我的感觉等。简而言之，在这列火车上，他可以看到一扇窗户，并且要向我描述眼前展开的风景（他自身内发生的事情）。而我没有办法接触到这个窗口，我需要他为我描述风景，就好像我寄身于他一样。而我的优势是我实际并不在他的身上，所以我也许能与侵入他的东西保持更远的距离，这样我才能点亮他内心的明灯，帮助他从中后退几步。我也有自己的敏感度，这让我能够发现他正在经历的但他自己可能未能觉察的情绪。

知情同意书

知情同意书是指来访者对建议进行的治疗给予知情同意。通过前期的访谈，来访者已经有机会体验心理治疗的感觉。在心理治疗师的帮助下，他能够表达出自己的矛盾和恐惧，也更接近在不自觉中促使他求助心理治疗师的深层动机。他甚至可能已经窥见了自己痛苦的真实面貌，而因为他已经产生了直觉，因此他明白这项工作将路阻且长，我们既无法预知最后的结果，也无法预测不得不经历的蜿蜒曲折的道路。因此，当心理治疗师用语言向他解释时，他不仅能在自己的理智层面上理解这些信息，也能立即明白如果他同意继续这个旅程会发生什么，因为他已经体验过了。

治疗合同

知情同意是一种合同，以口头或书面合同的形式在来访者与心理治疗师之间缔结协议。在初步访谈的过程中，两人会对一个临时的安排达成共识，即通过这段时间评估来访者的诉求，并判断心理治疗是否能满足需求，但这个临时协议并不是对来访者的长期承诺，且必须在每次面谈结束后进行重新协商。而治疗合同基于初步访谈，因此不能先于访谈订立。一般情况下，治疗合同包括以下三点：一是对治疗目标的约定；二是对实现这些目标所要执行的工作的约定；三是对开展治疗工作的框架的订立，即心理治疗的组织安排。最后一点我们将在第六章中讨论。

▶ 第六章　治疗框架

SIX

我当即明白，

一到指定的时间，

她就一定会在那里。

——玛丽埃·马修（Marielle Maheu）

在心理治疗中，框架决定了改变过程能够被触发的环境。人们往往倾向于将框架简化为心理治疗的组织维度：日程、节奏、收费、付费方式等。然而，框架远不仅限于技术性和形式的维度。它更多的是指心理治疗师的内心倾向，这才是决定心理治疗组织架构的关键。其背后是基于对心理治疗中改变过程的理解而形成的一整套逻辑。

鉴于心理治疗师与来访者将投身的工作的性质，他们的关系很可能会经历震荡、愤怒、争吵和修复的时刻，这需要诚实和互相尊重。因此需要营造一个环境，让来访者能在其中感到足够的自由去感受内心产生的所有情绪，容忍所有浮现在脑海中的想法并将其表达出来，甚至可能是那些攻击心理治疗师的想法。心理治疗师则必须为自己创造有利的工作条件帮助自己保持共情的倾听能力，这样才能克服这些艰难的时刻。

这里，框架对治疗过程具有结构性和保护性的价值。

治疗框架有两个层面：一是内部框架，即心理框架，是指心理治疗师的内心立场；二是外部框架，即形式框架，是指心理治疗的组织层面。内部框架是最重要的，它决定了外部框架的要素。如果内部框架模糊不清，就会导致对外部框架的理解错误，仅在纯技术性层面上对外部框架进行管理。这种错误的管理非但不能支持治疗过程，还可能会阻碍治疗过程，造成心理治疗师与来访者之间无谓的痛苦、误解，从而导致治疗陷入僵局或者过早放弃治疗，甚至会给来访者带来额外的伤害。而这些失败会让心理治疗师也伤痕累累。

内部框架

内部框架是治疗框架中最重要的、最微妙的，也往往是最不为人所知的要素。首先，它是一个内心的参照物，是一种内在的倾向，能在整个过程中指导心理治疗师，帮助他设立引导工作走向的路标。内部框架建立在心理治疗师对心理治疗的理念和理论参照的基础之上，一旦内部框架得到了很好的内化，就能支持他的职业身份认同。内部框架决定了心理治疗师对来访者的态度、与来访者建立关系的方式、干预模式等。内部框架越清晰，心理治疗师就越清楚自己前进的方向，越能引导来访者积极参与心理治疗，从而给予来访者更多的信心。

内部框架需要若干决定性因素进行协同作用。我们将对此进行详细的探讨。

构建并保持自己与来访者之间的合理距离

在自己与来访者之间构建并保持一段良好的距离，是心理治疗师在这种非常特殊的关系中必须采取的立场的基石。心理治疗在一段专业的关系内得到发展，旨在促使来访者发生结构性的改变。要实现这一点，来访者必须感到自己可以自由地感受、想象、思考和发表任何观点。这里，我们面临一个奇怪的悖论：心理治疗师和他的来访者身处一段专业的关系，但这种关系又意味着深度的亲密，它包含完全的信任，并强烈地调动了双方的情感生活。要让这种治疗奏效就不能让来访者感到这种关系有发展成友谊的可能。事实上，我们也不会把什么事都告诉朋友。我们往往会隐瞒某些事情，例如让我们感到羞愧的事、自责的事或是朋友让我们感到不满的地方。即使我们可以向最亲密的朋友敞开心扉倾诉这些难以启齿的事，但这种信任永远不可能达到心理治疗中应该达到的深度，而这种信任的深度是启动改变进程所必不可少的。在友谊中，交流有对等性，并要考虑到对对方的尊重，所以我们的倾诉与朋友的倾诉会交替进行：他听我们说，但我们也会听他说，这就不可避免地限制了我们对自己的倾听。另外，当一个人在与无法摆脱的痛苦缠斗时，他会与朋友们倾吐，但最后总是对自己加以限制，怕自己的苦难侵犯到别人或让别人感到不舒服等。如果把治疗性的关系向友谊倾斜，自我审查机制就会启动，治疗过程很快就会受阻。

另外，随着信任关系的发展，当我们确信不会受到评判，我们的秘密不会离开这间办公室时，我们就能逐渐学着向心理治疗师吐露一切。因为心理治疗师为来访者留有足够的空间，因为他懂得全身心地等待，因为他尊重和容忍对方在摸索和犹豫时的沉默，这让来访者学会了倾听自己的声音，而他过去从未这么尝试过。

心理治疗师的这一立场触发了一种关系的张力，迫使来访者自我调动，倾听自己内心的想法。有些人不习惯这样，他们一开始会很难忍受这种紧张的气氛，并试图通过将心理治疗师引回到一个比较熟悉、舒服的领域中来终止这种气氛。例如，对心理治疗师不再使用尊称，提出另找时间在办公室外约见他，给他送咖啡等。殊不知，他们这么做是在设法避免深入自己的内心，设法拒绝这种令他们恐惧的专业帮助，害怕会因此让他们接触到一直想避免接触的领域。但心理治疗师还是要保持自己的立场，帮助来访者反思是什么让他们如此不舒服，以至于他们寻求转变关系，试图夺走心理治疗师应有的位置和发挥专业优势帮助他人的职能。

对心理治疗师来说，适当的距离也是必要的，他必须保护自己自由思考的能力。当我们如此亲密地进入一个被痛苦折磨着的情感世界时，我们其实会面临很大的风险，我们可能会陷入他的经历和痛苦之中无法脱身。这时，我们需要保持一定的内心距离，才能够在访谈情绪激烈时仍然有思考的能力，才能保持一种共情的倾听，而不是一种过分同情对方的心态。尤其在面对那些情感严重缺失，想要与心理治疗师形影不离的脆弱来访者时，心理治疗师失去这种自由度的风险会更大。如果对来访者表现得太亲近，就会引起他们情感需求的高度期望，但这只能为来访者带来失望并会引起他们的攻击性反应。心理治疗师可能会发现自己被动地陷于爱与激情的移情中，这时，他就很难在不危及治疗的情况下有效应对。

在改变过程中采取专家的立场

除了要在自己与来访者之间构建适当的距离，心理治疗师对自己的定位必须是助力来访者调动其生命动力，启动改变的进程。即使他学过人类心理学和心理病理学，还是这些领域的专家，但当他坐在心理治疗师的椅子上时，他必须暂时搁置他的专业知识才能在改变的过程中发挥专家的效用。这看起来似乎自相矛盾，但这两个专业领域要求我们在来访者面前采取不同的立场。如果心理学家以心理病理学专家的立场工作时，也就是要对来访者进行评估和评判并做出诊断时，他要积极寻求准确的信息，以便在来访者的身上找出与某个人群共有的特殊特征。这是他做出诊断的依据。然而，正如我们所看到的，诊断只反映了人的局部特质。为了满足来访者的需求，在改变的过程中，专家必须放弃选择性地主动寻找来访者的某些特征，而是要充分接纳来访者的独特性并适应他的节奏，适应他应对那些与人群共同的特征的特殊方式。DSM 是一份诊断精神障碍的清单，清单并没有说明为何某些人会符合这些标准、是什么让他们与众不同或者他们是否会倾向于参与心理治疗。但正是因为这种独特性，来访者才会找到心理治疗师。心理治疗师需要处理的也恰恰就是这种独特性。所以，他必须尽其所能地集合触发情绪改变过程的条件，并相应地调整自己的态度。自我定位为改变过程中的专家，就意味着必须把自己处理情绪和思想的方式作为一种认同模型，摒弃主动探寻的态度。要做到这一点，他就必须培养等待的艺术。

学会等待

右脑思维在意识范围之外悄然无息地发展。它的发展不仅需要时间，还需要一种内在的情感张力，这种张力既不能太强烈，也不能太微弱。为了能够自我倾听，心理治疗师必须暂时搁置逻辑思维，让自己处于等待的状态。等待就意味着要接受不能立即彻悟，在一段时间内能坦然接受不确定和模棱两可的感觉，有时甚至需要很久才能看到情况有所改善。支撑这种等待的是一种信心，相信如果让情感思维按照自己的节奏工作，有意义的关系就能得到发展。只有自身体验过这种现象，这种信心才能产生。因此，试图劝服来访者是无用的；心理治疗师要让自己也采取同样的态度，让自己成为来访者的认同模型。心理治疗师充满信心地等待着，一种关系的张力由此得以形成，促使来访者对自己的改变负起责任。心理治疗师的平静也会逐渐传递给来访者，于是来访者也把自己放在一个等待的位置，开始倾听自己的内心世界。如果心理治疗师在等待的过程中表现得十分焦虑，对可能出现的情况信心不足，他就会倾向于主动出击。而他越是主动、穷追不舍，越是占据舞台的中心位置，他就越会把自己的不适感传递给来访者。因此，来访者不敢停下脚步，倾听自己内心的声音，也不敢调动自己的生命动力。

为了保持这种坦然、平静的等待状态，心理治疗师必须对治疗的成功与否发表一个明确的态度。这个说法的确很奇怪。每个心理治疗师不都希望自己的来访者好起来吗？的确如此，但为了能启动改变进程，治疗师自己的成功欲不能超过来访者对此的渴望，因为这种渴望是让来访者自我调动起来的原动力。治疗师改变的欲望和来访者的自我动员在心理治疗中的表现就像连通器中的液体一样：心理治疗师的意志越是超过来访者的意志，心理治疗师越是朝着目标进发，来访者的自我动员就越少。

心理治疗师对成功的过度需求多半出于个人原因，比如想要不惜一切代价去弥补或拯救来访者，要对他施加影响，要向来访者和自己证明自己的能力等。面对旅途中出现的不可避免的阻力，心理治疗师也许会感到好胜心、焦虑、负罪感和无力感。这些难以忍受的情绪，会触发他内心想要主动出击、掌控局势的欲望。然而一旦这么做了，他就向来访者展露了自己不惜一切代价要成功的渴望或是需要。来访者如果碍于迎合讨好对方的需要，或者觉得自己强加给对方这种沉重感而感到内疚，就会做出反应主动出击，而这只会阻碍这种情感的倾听。如果来访者对权威人十产生抵触情绪，就会以消极反抗治疗或攻击关系的方式来打击心理治疗师的愿望。我们可以看到，如果心理治疗师对成功的渴望过于强烈，就会成为来访者对自己心理治疗负责的阻碍。改变的决定权完全掌握在来访者的手中。来访者到底以怎样的节奏进行改变，心理治疗师必须满足于保持尽可能中立的立场。心理治疗师的在场和全身心的陪伴把治疗的责任交到来访者的手中，这会推动来访者重新获得对自我的掌控，因为除了直面自己的问题、承担起问题的责任、为自己的痛苦赋予意义，他别无选择。

不重视心理治疗的结果，并不意味着对来访者或痛苦的漠视，恰恰相反。来访者需要感受到心理治疗师真正的关注，对他这个人本身，而不是对荣耀的关注。来访者需要在心理治疗师的行为方式中感受到治疗的成败不会影响心理治疗师的自尊和他对来访者的尊重。换句话说，无论来访者决定改变或不改变、抗拒或放弃、信任或不信任，他都需要感到自己是被接纳的。

学会等待意味着很多东西。首先，心理治疗师不要急于在第一次访谈时就提出干预方案。这么做是为了让来访者感受到，为不确定性留出空间的重要性，使得改变能在隐性层面发生。同时，心理治疗师也在释放一个信号——答案不在心理治疗师一个人的手中，这是一个共同创造的过程，在这个过程中，来访者的贡献与专家同样重要。

有的来访者希望能为自己的问题找到一个诊断。如果心理治疗师匆忙地回应这种理性解释的要求，那么将对来访者不会产生任何帮助，甚至可能会威胁改变的可能，因为来访者可能会执着于这个标签而放弃自我调动，放弃自我倾听。来访者只有在自己的感受中碰触到"知识"的深层根源后，才能获得这个"知识"。这里，我想举例说明。在几次访谈后，一位来访者催促我告诉她，她到底患的是什么病。我干脆地回答道："对此，你不是已经有了一点儿自己的想法了吗？"于是来访者开始敞开心扉，告诉我更深层次的焦虑，在这之前，她从来没有告诉过任何人，而这些坦露才是目前为止真正指向痛苦核心的东西。她已经更有能力倾听自己的痛苦，探索自己迂回曲折的内心世界。所以说，授人以鱼不如授人以渔。

心理治疗师也必须等待来访者做好准备放下自己面对改变时的恐惧和矛盾心理。如果心理治疗师急于帮忙，急于求成，急于满足来访者，他就会倾向于打击来访者的抵触情绪，迫使来访者放弃反抗。这样，他就把来访者逼到了墙角，反而会事倍功半，来访者只会更加加固自我防御。虽然防御是处理内心痛苦的无效方式，但却是一个人保持平衡的必要条件。心理治疗师看到来访者的防御时，来访者往往还未觉察，他只需简单地向来访者指出防御的存在，等待来访者做好准备自主放弃。

懂得等待也意味着心理治疗师能够在每次治疗过程中或结束时，让来访者处于不明确和不舒服的状态。不确定性会产生不适感，这种不适感就像一个待解的谜题一样刺激着情绪半脑。这种不适感如果在可以忍受的范围内，就能促使来访者进入探索模式和搜寻意义的模式。不适感的出现是因为情绪没有得到心理化。如果来访者能容忍这种不适，就能形成一种情感，然后就可以围绕这种情绪展开思考。这是感性思维和反思性思维共同工作的条件。心理治疗师的艺术在于评估来访者的紧张程度，只要还能够容忍就放任其存在，只在痛苦有可能将来访者压垮时才进行干预。

培养等待的艺术，对于启动来访者的表征活动而言尤为重要。然而，让心理治疗师培养这种能力其实并不容易，因为他承受着巨大的压力。有时，压力来源于来访者，来访者要求他使用某些工具，给出解决方案，抱怨改变比预期迟缓。有时，压力来源于上司，他们希望减少候诊人数，有时还来源于员工援助项目，这种项目希望通过 8 次、10 次治疗就能解决问题。如果这些外在的压力与心理治疗师强加给自己的压力相结合，情况就会急剧恶化。心理治疗师如果在改变迟缓时怀疑自己的能力，或是出于想取悦来访者、满足来访者的期望、得到上司的赏识等原因而快马加鞭，企图尽快见效，就会难以忍受改变进程在隐性层面发生的缓慢节奏。他会倾向于让自己更加主动，这会减损他的倾听能力。有一点是心理治疗师的理论培训也无法教会他的，那就是这种从容而自信的等待的态度，这种态度对他的工作至关重要。他可以从持续的督导中获得帮助，但如果一直遇到阻碍，他就只有对自身下功夫才能获得这种能力。学会平静而坦然地等待，拒绝掌控来访者，鼓励来访者自我动员，这就需要心理治疗师对自身开展深入的工作，以便在他对成功的渴求过于强烈时，更好地重塑或克服自己从事这一职业的动机。心理治疗师在自身的心理工作中越是深入探索，就越能懂得如何在等待中不焦虑，充满信心和希望。

依靠理论参照

内部框架基于人类发展、心理病理学和心理治疗改变过程的理论知识。理论构想源于大量的临床观察，而这些理论会不断地受到质疑，尤其是当经验产生了新的数据，并要修改、细化甚至颠覆现有理论时。我们看待改变动态的方式是心理治疗中一切技术的基础，决定了我们内心所要采取的立场，并影响着我们对外部框架及其重要性和管理方式的理解。理论和技术对心理治疗师的工作至关重要；它们指导着心理治疗师的为人处世，是其职业身份认同的基础。这就是为什么他必须在理论参照的框架中跟随自己思维的发展。

近几十年来，精神分析学取向的心理治疗和改变过程的概念经历了很大的发展。在弗洛伊德时代，无意识领域被发现，当时治疗的目的是使无意识变为有意识。为此，心理治疗师必须采取尽可能中立的立场，对那些被压抑的冲突和防御策略进行解释。改变应该是由意识觉醒带来的。在临床观察中，弗洛伊德发现了移情现象，他认为这是将过去父母的形象投射到了心理治疗师的身上。因此，移情成了接触来访者内心被压抑的冲突的重要工具。此外，弗洛伊德认为，心理治疗师的反移情反应是自己被压抑的内心冲突的表现，他必须进行分析以摆脱这些冲突，以最中立的方式向来访者展现自己。

面对心理治疗的失败，梅兰妮·克莱因（Melanie Klein）关于发展早期阶段的理论进步，让弗洛伊德的继任者重新思考这种治疗观念。投射性认同机制[26]针对心理功能的重要性及其在来访者和心理治疗师的关系动态中的作用重新定义了移情和反移情。移情不再仅仅被认为是父母形象的投射，也可能是来访者自我中被割裂和否定的部分被投射到了心理治疗师的身上，后者成为这些部分的承载者。反移情除了有时会揭示心理治疗师压抑的冲突，现在还被认为可能是对来访者通过投射性认同机制进行的投射的沉积。心理治疗的目的也扩大了：不再是简单地让人们意识到那些被压抑的冲突，还要让人意识到那些未被觉察的幻想。心理治疗师的主要任务仍然是解释这些幻想在来访者的心理障碍中扮演的角色，但人们越来越重视心理治疗师与来访者之间沟通的性质。

对这种沟通的日益重视，使得包括温尼科特在内的精神分析理论学家开始关注冲动的客体（在这里指的是母亲或抚养者）在儿童发展中的作用。由此产生了所谓的客体关系学派运动，其主要代表人物是科胡特（Kohut）、克恩伯格（Kernberg）、哈特曼（Hartmann）和雅各布森。虽然这种治疗观念非常重视来访者与心理治疗师的沟通，但重点还是聚焦于来访者及其心理功能，来访者要对治疗过程中发生的事情负主要责任。心理治疗师的工作重点仍然是解释来访者的行为、态度和幻想世界。

对移情和反移情的临床观察，特别是在治疗自我发展有重大障碍的来访者时对反移情的观察，使临床医生和理论家越来越重视心理治疗师在治疗过程中的地位和作用。我们更多地关注心理治疗师的主体性，即他独有的特点，他的经历、人格、精神产物（意象、情绪、梦境），对来访者独有的反应方式，这被看作其认识和理解与之建立关系的来访者的主要工具。现在，心理治疗师的主观性被整合到了反移情的概念中，反移情不再仅被看作来访者投射的沉积，也不再被看作治疗师的盲点，而是一种更加动态的东西，它整合了前面定义中的两个方面，并增加了另一个元素。现在我们认为，心理治疗师活跃的无意识领域产生的东西有助于理解来访者，并会影响他们交流的气氛。心理治疗师不再是一个解释来访者状态的观察者，而是一个完全的参与者，他和他的来访者一样可以借由他们的关系而发生改变。移情和反移情日益被认为紧密相连，是无意识与无意识之间的沟通方式。在这种沟通方式中，心理治疗师和来访者可能都会利用投射性认同，会成为存储对方的投射，会积极或消极地影响这段关系。

几乎所有的精神分析流派都转向了一种治疗理念——主体间性是改变进程中的主导因素。[27]这种转变最近才发生，这就需要对理论的多个方面重新进行思考，因此，就如何对这一概念进行定义和理论化还没有达成共识。有些人拒绝接受弗洛伊德和克莱因关于幻想和心理功能的作用的主张，只把主体间性作为治疗关系中的一个因素，而有些人在不否认心理功能的前提下，将主体间性的概念整合进来。对他们来说，每一次对移情、反移情、治疗目标和心理治疗师立场的重新定义，不会使之前的定义完全失效，而是将先前的定义进行整合，这也揭示了心理治疗中改变过程的复杂性。

推动这一转变的原因除临床观察之外，其他学科也贡献了与之互补的知识、思考和观察。神经科学让我们更好地理解记忆的运作原理，促使理论家重新思考意识、无意识的定义以及两者之间的关系。镜像神经元的发现对理解同理心、主体间性、投射性认同和无意识情感交流起到了重要作用。对婴儿的直接观察以及依恋理论揭示了婴儿的"自我"如何通过母亲心理的镜映作用得以建立，这为自我发展障碍来访者的主体间需求提供了新的启示。最后，对心理治疗效果的研究也有助于对改变过程的思考。对心理治疗师与来访者之间交流的详细观察，揭示了隐性交流（眼神、姿势、面部表情、呼吸节奏、语气）具有明确的治疗效果，且沟通中的任何一方往往都没有意识到这种效果，也没有用语言表达出来。另有研究表明，能让来访者抵达自己内心最深处的心理治疗，是心理治疗师在治疗过程中，无意识中受到了来访者问题的感召。当心理治疗师在不知不觉中参与到来访者的困难中，受其影响，并努力加深对自身与困难的认识时，改变的程度也就最大化了。[28]

基于所有的改变都发生于或借由主体间的相遇这一假设，主体间模型对心理治疗进行了重新思考。心理治疗师致力于建立可能促进自我和情绪调节重新发展的关系条件。为此，按照鲁西永（2008）引用的玛格丽特·马勒（Margaret Mahler）的表述，心理治疗师在来访者面前是一个"有可塑性的媒介"，来访者可以根据自己的需要使用。这样做的目的不是给予来访者不曾得到过的爱，而是为他提供一个关系环境，让他认识到自己的真实自我。虽然解释性的工作仍有必要，但却是次要的，只有在来访者准备好聆听时才能开展。

在这个模式中，心理治疗被认为是一种共建的过程，两位参与者都要做出自己的贡献从而推动治疗取得进展。这种心理治疗师的工作理念直接影响到对正式框架的管理，使之必须将每一种关系的特点都纳入考量。

外部框架或正式框架

"正式框架"是指与心理治疗的组织架构相关的一切，即治疗的地点、设备（面对面、坐沙发椅或其他形式）、治疗媒介的使用（绘画、音乐、动物、心理剧等）、访谈的次数、速度与持续时间、费用与付款方式、缺席时的流程、法定节假日、休假。正式框架源于并支撑着内部框架，并得到心理治疗师理论参照的佐证。与内部框架不同，外部框架是来访者与心理治疗师之间订立协议的对象。

动荡中的稳定因素

一个人之所以进行心理咨询，是因为他陷入了令人不安的情绪中而无法解脱，已无法正常生活，抑或是遭受了不满意关系的折磨，或是受过于严厉的态度的影响，使他难以适应。不管出于什么原因，他都处于一种不平衡的状态。

因为心理治疗将直面来访者长期以来一直试图回避的问题，而治疗本身也包含动摇、怀疑和不确定的时刻，来访者也会在某些时刻更强烈地感受到痛苦，感到自我防御机制不再有效。换句话说，治疗过程本身就会造成来访者的不稳定。也可以说，在心理治疗中，心理治疗师和来访者就像是在波涛汹涌的海面上航行。当风浪来袭时，难以自制的来访者需要感到心理治疗师能稳住他。因为来访者感到自己内心的一切都在翻滚、搅动，有时他甚至都不认识自己，他需要依靠明确、清晰的航标，给予他不会随意变化的指引。而正式框架就为来访者提供了这一稳定因素，使他在面对动荡和启动改变进程的时候有所依靠。例如，正式框架中有一项对访谈时间和日期的规定，以及节假日和休假期间的安排。当来访者遭遇强烈的焦虑时，这条规则可以让来访者确定，他们的心理治疗师会在约定的时间和日期到场，而这些事先固定的日期除非有例外，否则不会轻易变化。这种规律性被来访者内化成为一盏指路明灯，成为他紧紧抓住的救命稻草，帮助他忍受焦虑，直到下一次见面。另一个航标则是访谈的时间长度，无论发生什么情况都不能改变。心理治疗持续一段时间后，来访者内心会形成一个时钟，他会自己调整倾诉的节奏。如果他感到痛苦、对自己想倾诉的事情感到羞愧、害怕被他人评判或是出于某些原因难以表达自己，那么他可能会在疗程即将结束时才展开。因为他知道心理治疗师一定会打断他，这样，他的不适感就会是短暂的。如果治疗师以终于说到重点了为借口而延长访谈时间，之后就会让来访者有所顾忌并试图避开棘手的话题。同样，以来访者正在经历强烈的情绪为借口延长访谈时间，也可能会使来访者得出结论：只有这些情绪才能引起心理治疗师的关注，只有某些课题才是最重要的。

而框架中对于缺席、取消和支付费用的规定，为正在寻求彰显自我、学习调节和处理自己的攻击性的来访者提供了一个与心理治疗师对抗的机会，以测试他的极限和关系的稳固性。这时，用共情和坚定的态度维持框架将与父母为青少年设定的规则发挥同样的作用：如果这些规则明晰且稳定，青少年就能够向它们发起挑战、藐视它们、批评它们，因为他知道这不会改变父母对他的爱。挑战规则、扭曲规则，是他测试自己与父母的极限的方式，这有助于巩固他的身份认同，继而帮助他变得独立。但是如果规则模糊，根据父母的心情而朝令夕改，或是一遭遇挑战就不复存在，青少年就会感到焦虑，觉得失去了引导他的方向。如果你觉得自己与某人的纽带是牢固的，那么对他进行批评和攻击反而比较容易，不用担心关系瓦解。而压抑自己攻击性的来访者，往往有一个抑郁、脆弱或性情不稳定的父母，他们不敢向父母表达愤怒，害怕失去或伤害他们。尽管心理治疗师受到攻击和批评，但仍以坚定且平和的方式维持这个框架，这么做就是在向来访者表明，来访者可以表达对心理治疗师的愤怒，却不会伤害或影响心理治疗师，不会破坏关系纽带，也不会遭到抛弃。

在疾风骤雨拍打的海面上，船长的冷静、自信和能力让船员与乘客感到安心。在心理治疗中，心理治疗师就是这位船长。正是在他身上，在他将艰难的经历心理化的能力中，在被临床经验所证实的理论参照中，总之是在心理治疗师的内部框架中，来访者找到了冷静、安心和能力。正是因为心理治疗师深刻地理解清晰的航标对推进治疗极为重要，他才会向来访者提出治疗开展的规则，即心理治疗的框架。也因为如此，他很关心如何让来访者遵循这些规则，并要确保整个旅程中正式框架的稳定性。这个框架越稳定、越清晰，来访者就越能感受到心理治疗师的坚定和安心，他就越有信心，越有能力直面自己内心的风暴，不再害怕风雨会摧毁一切。

相互尊重的保证

患有自我障碍和依恋障碍的来访者很难融入人际关系，因为他们往往不是很在意对他人的尊重，或者恐惧亲密关系。在心理治疗中，这种缺乏尊重的现象表现为他们难以履行自己做出的承诺。这可能会导致怠于缴费、无正当理由最后一刻取消访谈、无故缺席、不事先通知等。这些来访者由于无法控制自己内心的情绪紧张，往往倾向于通过冲动的行为排解。在心理治疗中，这些行为可以表现为缺席、拖延、拒绝付款、威胁放弃心理治疗，简而言之，就是对框架发起攻击。这些来访者也常常因为治疗关系的不平等而感到痛苦，他们把心理治疗师理想化，在心理治疗师面前，他们感到自卑。治疗联盟会产生更多的裂痕，框架也会受到更多的攻击，长此以往，心理治疗师会感到不被尊重、不被重视，从而变得烦躁不安。心理治疗师用共情的方式设定并坚持实施框架，是在向来访者展示关系中相互尊重的重要性。心理治疗师作为认同的模型，通过尊重自己，让他们看到自己的行为是如何对对方产生影响的，从而导致他们人际关系上的障碍。构建并尊重框架，是要教会来访者对心理治疗师本人的尊重，就是对他倾听和理解的回报。

触及无意识的阻力

凡是可能阻碍改变进程而来访者又没有觉察到的因素，都可能表现为对框架的违反：缺席、非刻意的迟到、忘记赴约、忘记缴费等。与上一节中讨论的对框架的攻击不同，这是来访者的一种无意识行为，心理治疗师在这种行为中看到了抵抗治疗的迹象：来访者无意识或者一直被压抑的矛盾心理、对改变的恐惧、对心理治疗师的攻击性和某些自己没有意识到的移情举动等。

如果没有一个明确的框架，这些抵触情绪就很难显现，或者说心理治疗师能看到这些抵触情绪，但他与来访者之间的关系条件并不能帮助来访者意识到这些抵触情绪并克服它们。因遗忘或疏忽行为而打破框架，是来访者直面自己未能意识到的自我的机会。为了帮助来访者产生觉知，可以允许疏忽行为发生一次以上，直到自我防御变得更加明显。错误的重复起到了提醒现实的作用：在错误面前，来访者不能再像他幻想或希望的那样假装这只是一个简单的错误，而会明白这是他的无意识向心理治疗师发出的信息，这个信息隐藏着对爱、愤怒或其他任何情感的需求，但却一直被压抑。

正式框架的组成部分及其管理办法

谁可以参与心理治疗，谁又不该参与

有一点要说在前面，心理治疗师的职业道德决定了他只应接受那些他明确知道自己有能力治疗的来访者。但是，他也要注意并避免其他阻碍倾听的状况。

为了保持建立治疗关系所必需的距离，心理治疗师只能接受那些在日常生活中与自己没有关联的人（即不能接受亲属、朋友、同事或邻居）成为自己的来访者。他也不应接受与亲友相关的人，比如朋友的朋友等，即使他不认识这些人，也可能会有所耳闻，甚至可能会在社交场合遇到。

　　来访者也要有自己的空间，不想被他人的风言风语染指，所以心理治疗师不应同意接受来访者的亲属、兄弟、姐妹、同事、朋友等，即使来访者已经结束了心理治疗，但因为心理治疗师可能会从曾经的来访者口中听过关于这个人的情况，这可能会让他的倾听有失偏颇，反之亦然。此外，作为心理治疗师，你永远不知道曾经的来访者什么时候会决定再打来电话进行新一轮的心理治疗。这时，如果与新来访者的治疗过程已经开始，情况就会变得复杂。

心理治疗开展的氛围和环境

　　如果来访者对心理治疗师有信心，认为心理治疗师是一个拥有必要能力和权威的人，可以为其提供帮助，那么改变的过程就更有可能发生。心理治疗师的办公室体现了治疗师的专业性：为了确保保密性，办公室应进行隔音处理，并应明确而谨慎地予以说明；候诊室里陈列的文凭证书、执业资格证书等能让来访者放心；诊所应有沉稳、严谨的氛围，配以有品位和简约的家具与装饰，这都能促进来访者对心理治疗师的信任。同时，心理治疗师还要对办公室的规模予以考虑。诊室的空间一定要足够大，这样来访者在退缩、防御的时刻才不会感到被围堵。他与心理治疗师之间的空间距离应该是清晰、明确的，以鼓励他向这个不认识的人进行倾诉。任何可能被当作屏障的桌子或茶几都不应放置在心理治疗师与来访者之间。当心理治疗师的办公室设置在家里时，他的私人生活与工作之间应泾渭分明。

　　心理治疗开展的场所要始终如一，装修风格不要频繁变化，这点很重要。这对于那些全身心投入治疗的来访者来说是维持稳定的要素之一，让他能够忍受一时的失衡和重大的退步。任何如搬家这样的重大变化都应提前告知来访者，让来访者有足够的时间去适应，并表达新的环境对他们产生的影响，让来访者感到虽然换了环境，但心理治疗师这个人不会改变。

所有这些因素，乍一看似乎微不足道，但当一个处于失衡状态的人开始探索自己的内心世界并寻求一个稳定可信的人予以支持时，这些因素就会变得尤为重要。这些因素清楚地划定了专业咨询与友好交流之间的界限。

心理治疗师办公室的家具摆设和装修方式、所处的位置（无论是住宅区还是雇用专业人员的诊所），以及等候室的气氛，都反映了心理治疗师的人格，来访者最初移情的表现很容易就建立在这些因素之上。所以，心理治疗师必须从来访者来到办公室的第一时间就觉察到自己的环境对来访者的影响。

设施

根据设定的目标和来访者的脆弱程度，设施也会发生变化。沙发椅装置适用于心理结构较好、一开始就有能力进行心理化的来访者。对这类来访者而言，减少感官刺激，特别是看不到心理治疗师本人，能够促使他们进行内化，自我倾听，展开联想，并密集进行幻想。这也有利于心理治疗师开展悬浮注意力和参与性白日梦。但是沙发椅对于有思维障碍的来访者却不太适合，因为他们往往需要看到心理治疗师本人，通过治疗师非语言的表达解读其情绪反应。对他们来说，最好是采取面对面的访谈形式，因为这些主体间性的标志，是他们通过分享情绪学习情感交流的必要条件。对于那些不知道如何表达自己感受的人来说，主体间的这些标识也很重要。但是，心理治疗师工作所必需的悬浮注意力和参与性白日梦在面对面的情况下就会变得更加困难，因为在他人执着的目光下，人很难进行思考。

访谈的次数、节奏和时长

如果每周访谈的次数少于一次，心理治疗师就不能期待会有深刻的改变发生，除非是已经适应心理化的来访者，在两次访谈的间隙，他们会自己继续努力。对于问题较为严重的来访者，理想的做法是争取每周两次甚至三次的治疗以加固这种关系，而关系是主要的治疗手段。但是，心理治疗师必须考虑来访者的积极性和实际的经济情况。

访谈应尽可能地安排在每周的同一天和同一时间进行，时长也应该保持一致。针对生物节律和情感思维功能的研究表明，最佳治疗时长为45 ～ 50分钟，超过这个时长，心理治疗师就会产生疲劳，情感倾听能力就会减弱。[29]

次数、节奏和时长是这个框架的要素，让动荡起伏的治疗具有稳定性。经过一定的时间，来访者会将其内化，并在潜移默化中调整自己探索内心世界的节奏。

时间安排及支付方法

在社会中，为专业服务付费是很正常的，心理治疗也不例外。然而，治疗关系有一个固有的悖论：它作为一种专业关系具有最高程度的亲密性，这使支付问题具有特殊意义。从旨在重启自我发展的主体化角度来看，这种关系是支持和促进改变进程的重要因素。心理治疗是在这种双人关系中发展起来的。但在主体化的过程中，第三者的存在也很必要，就像幼儿发展身份认同时一样重要。正是在一位父亲和一位母亲之间，幼儿才逐渐建立起自己的差异感，获得自主性。而在心理治疗中，支付行为就将这个第三者引入双人关系中，并使治疗过程成为社会事实的一部分。它提醒来访者，这不是一个空洞的、理想化的空间，在这里，会有人陪伴，但这并不是永久性的，它应引导来访者走向更大的自主性、更好的社会适应性，以及建立满意关系的能力。

必须支付心理治疗的费用，对来访者来说具有多重意义，这些意义可能会根据他要经历的不同阶段而有所不同。首先，来访者支付心理治疗费彰显了自己参与治疗的渴望和动力，其次是确保自己一定会参与。一开始，成年来访者的理性让他很容易接受这件事。但在接受治疗的过程中，来访者痛苦地对童年的创伤、缺失、情感缺位产生了觉知，而这些需求没有得到满足的愤怒促使他要求弥补。要支付费用才能被看到、被听到、被理解，这对来访者来说可能也显得不公平，让他觉得爱是买来的。但正是在这个时刻，付费发挥了第三方的作用，它提醒来访者，心理治疗并非为了弥补他的缺失，也不是为了给他期待的爱，而是一种专业的关系，旨在让他有能力从其他地方寻找更合适的解决方案，引导他放弃抱怨采取更成熟的态度。支付治疗费的义务为这一过程提供支撑，让来访者为自己的痛苦负起责任，并彻底告别不理想的童年。

觉得自己被看到、被听到和被理解会触发一种感激、感恩之情，这种感激之情往往会让来访者产生投桃报李的愿望。此外，在心理治疗的过程中，心理治疗师共情的接纳和理解会唤醒来访者对过去创伤的觉知，但随之而来的是对治疗师的攻击性。而对为他好的人有攻击性，会让来访者产生内疚感，这时，感恩之情就会转化为一种想要补偿的渴望。支付治疗费用可以避免来访者对心理治疗师产生歉疚感，有利于促进攻击性冲动的整合，推动由依赖性向自主性的转变。如果心理治疗是免费的，那么这种正常的发展阶段就会遭遇阻碍，公共服务机构的免费心理治疗就是如此。无偿的性质使来访者更难表达攻击性，从而更难整合这种冲动，因为它剥夺了来访者面对心理治疗师时的自由。[30]

对缺席和中断治疗的协议安排

传递过程是心理治疗中改变进程的显著特征。这一过程需要时间，需要双方做出长期的承诺。因此访谈的规律性尤为重要，因为它能创造出一种让来访者可以预知并内化的节奏。所以，我们要尽可能地减少中断。

在签订协议时，心理治疗师应告诉来访者这是一个双边承诺，来访者需要按时出席，治疗才会有效。最初的合同规定了有关缺勤、法定假期和休假期间的操作规则。这些都是心理治疗师与来访者协商达成的约定，其中会考虑到某些现实因素。例如，来访者的工作时间所带来的限制、来访者的上司对其休假日期的限制、心理治疗师必须参加的专业培训、突发的疾病或是恶劣天气使来访者无法赴约等。

关于缺席付款的协议

关于缺席和中断治疗的规则中必须包含关于缺席费用支付的协定。首先，我们必须明白一点，长程心理治疗的承诺涉及医者和来访者双方。心理治疗师承诺为来访者保留一个自始至终固定的位置，作为回报，来访者承诺赴约。如果因为某种原因，来访者不能履行自己的承诺，就不应让预留这个时间段的心理治疗师承担后果。由于大多数来访者的随访都分布在相当长的一段时间内，每位来访者有一个特定的时间段，心理治疗师进行日程管理时不能把来访者缺席的时间段提供给别人，因为本周缺席的来访者下周还是会在同一时间段出现。心理治疗师的目标是确保定期进行访谈，如果时间允许，心理治疗师可以在同一周内提供另一个时间段，如果不行，来访者可能只能承担全部或部分治疗的费用以履行其承诺。必须为缺席的疗程买单关乎相互尊重，这个规则也提醒来访者自己肩负的责任。

在这个问题上的约定，心理治疗师要根据每位来访者的特点、心理功能、病史和现状与其进行协商。对于自我发展比较完善的来访者而言，当心理治疗师清楚地解释了这一规则后，来访者就会理解并接受这一规则，认为它是无须赘言的规则。对于与权威性人物有未决冲突情绪的来访者而言，这可能是来访者与心理治疗师进行权力斗争的机会。规则就成为触发观念和态度改变的跳板，而这种观念和态度往往是人际关系障碍的根源。心理治疗师不会出于报复而坚守规则，能够在来访者不断发展的自我反思的过程中给予帮助，帮助其逐渐从竞争性的关系模式转向基于相互尊重的合作模式。

遭受缺失的来访者会倾向于寻求理想化的关系，并期望心理治疗师给予他们曾被剥夺的东西，这类来访者也可能会对这一规则有一些障碍。心理治疗师在维持规则的同时又要保有共情，尽管这可能会引起来访者攻击性的反应，但这一点非常重要，因为费用支付的义务提醒着来访者，心理治疗师并非仅仅是完全为他们服务的，还独立存在于他们之外，有自己的生活。认识到这一现实是改变过程中的重要一步。随着心理治疗的发展，他们的态度会逐渐从自恋性转向关系性，而到那时，来访者就会更容易理解和接受这条规则。

一些童年时期受到过不公正待遇的来访者，往往会认为这条规则不公平。心理治疗师必须考虑到这一现实情况，与来访者商讨，以便找到对双方都公平、公正的可能的解决方案。

　　由此可见，这一规则的应用非常微妙。各种各样的情况都有可能出现，我们需要根据每种状况对关系的意义进行思考。在这些会产生紧张情绪的状况下，心理治疗的积极进展可能会受到威胁，治疗的成功与否取决于心理治疗师处理这种情况的情感和关系技巧。就这个层面而言，正式框架的管理需要心理治疗师拥有技巧、共情、坚定和灵活性等能力。

▶ 第七章　主体间性

SEVEN

如果你能听到我，我就存在。

就像热激活的护发产品一样，

真正的我，

是被我们关系的热度激活的。

——玛丽埃·马修

在我看来，心理治疗师与来访者之间发展的主体间关系是心理治疗的主要手段。通过这种交流，改变的过程才能得以推进。到底什么是"主体间关系"？交流的性质是什么？在什么情况下才会有治疗性的作用？这就是我们在本章中会详细探讨的内容。

共情

在人与人的交流中，每个人都在寻求理解他人和被他人理解。在自己的感受、过去、经历、观念和信念的基础上，我们试图理解对方的意图，试图破译对方的动作和肢体语言所传达的情绪。换句话说，正是我们的主体性让我们能够感同身受，与人类同胞建立联系。

博洛涅尼（Bolognini，2006）将共情定义为"一个人对另一个人有意识的敏感性"。它表现为一种分享和理解他人的心理状态、感受、思想、欲望、超我的要求、自我表征的内心体验。然而，这种敏感性的前提是存在一个发展相对完善的"自我"，且与他人的分化足以让他保持独立的思维。在自我意识发展良好的情况下，人可以部分地感受到他人的情绪，同时知道这种情绪是属于他人的。

共情对心理治疗师来说必不可少，但心理治疗师的共情水平必须超出普通关系中对共情的预期。谢尔盖·蒂塞隆（Serge Tisseron，2014）曾描述过对他而言十分必要的共情的特征。对他来说，先前的描述对应的是第一层次的共情，他称之为"直接共情"。它有两个层面：一个是情感层面，即能够想象如果自己身处对方的位置会有怎样的感受，并能部分地感同身受；另一个是认知层面，即可以想象如果自己身处对方的境遇会怎么思考。这种共情水平基于神经系统，源于镜像神经元的活动，当我们自己执行一个动作或体验一种情绪时，以及当我们观察到对方的这种动作或情绪时，镜像神经元都会被激活。蒂塞隆进一步提出，这个层面的共情可以用来互惠，也可以用来操控。事实上，明白他人的感受，可以被用来操纵或控制他人，施加痛苦。除了自闭症来访者，可以说几乎所有人都能达到这种程度的共情。在心理治疗中，这种水平的共情是不够的。

除了直接的共情，还必须加之以相互认可的愿望：如果我能够设身处地为对方着想，我也必须给他们这么做的权利。蒂塞隆所说的这一层次的"相互共情"意味着，因为我对对方有敏感性，以及我知道他可能对我也有敏感性，所以我无法利用我从对方身上感知到的东西来操纵他或者使他痛苦。除了有基本的敏感性，相互共情还有一种基于相互尊重的道德选择。在心理治疗中，这个层次的共情是不可或缺的，但还是不够。

相互共情支撑着建立关系的欲望。但在我们的人际关系中，我们往往是在不知不觉中用身体表达着我们没有意识到的情绪，或者我们不知道自己说的话或做的动作会对周围的人造成怎样的后果。我们自己都不清楚的这些方面会引起对方预料之外的、我们不希望看到的反应。在人际关系中，能够评估我们对对方产生的影响，从而调整自己的态度是很重要的。第三层次的共情的基础是两个人互相交流并在不知不觉中相互影响，这就是"主体间性"。主体间的共情意味着我意识到他人可以让我知道自己在不知不觉中对他们施加的影响，而他们也认识到我有同样的能力。因此，由于他者的存在，我发现了自己与我原本认为的有所不同，并让自己因这种发现而发生改变。第三层次的共情可以存在于关系密切的人之间，如夫妻、好友等。在心理治疗的工作中，它成了最杰出的工具。因此，心理治疗师必须努力发展和完善自己的主体间共情能力，使自己能够读懂、发现和识别来访者自己无法觉察的领域。他还必须考虑到来访者能传达给他的关于心理治疗师自己的东西，以及他在无意识中对来访者施加的影响。

心理治疗中的主体间性

最近关于心理治疗中改变过程的研究，包括由丹尼尔·斯特恩（2003）领衔的波士顿小组的研究，强调了主体间性在诱导改变中的重要性和作用。斯特恩观察到，我们的神经系统之所以有这样的构造，就是为了被他人的神经系统理解，反之亦然。在关系中，我们的心灵会自然而然地努力在他人身上寻找能引发我们共鸣的体验。一个主体间的世界就由此产生了，这个世界是由他人的意志、感情、思想所构成，它与我们相互作用，创造或改变我们的意志，塑造我们的感情，促进思想的出现。这种持续进行的与其他心灵共同创造的对话，构成了斯特恩所说的"主体间场"。它就是治疗过程发生的环境。

心理治疗同时追求的两个目标

正如斯特恩所言，在心理治疗中，来访者和心理治疗师一起同时追求两个目标。首先，他们从一开始就一个明确的目标达成一致，即治疗的目标和实现目标的手段。在访谈中，双方都会朝着这个目标努力，并重点关注来访者的人际关系问题、有害的行为或态度、负面情绪、干扰思想、记忆、梦境等所有来访者有意识地表达出来的内容。

在向着明确的目标迈进的同时，双方都心照不宣地关注着在无意识领域发展的关系的氛围，因为两个人都希望这个关系对他们有益。隐性目标是共同创造和把控他们之间在意识范围外形成的关系，以便使这场相遇能尽可能地发挥效用。隐性目标涉及当前关系和治疗联盟要面对的不确定性，以及移情和反移情，我们将在后面的章节中对此具体讨论。为了更好地把握这两种目标的区别，斯特恩的表述十分形象：在追求显性目标时，来访者和心理治疗师肩并肩，一起审阅同一份材料；而在追求隐性目标时，他们面对面，相互观察着对方。

交流网络

从第一次接触开始，以及在随后的整个访谈过程中，心理治疗师与来访者之间将建立起一个复杂的、环环相扣的交流网络，这个网络由3个要素组成。第一，有意识地进行语言交流。第二，一种持续的非语言的情感交流，双方可能都觉察到了这一点，也可能都还没有意识到，抑或是只有一方意识到了。这种情感交流是右脑的活动，它通过自身和对方的一切肢体表现在潜移默化中进行表达，且人多是连自己都没有意识到的肢体表达，这是当下情绪状态的表现。例如，内心的紧张、弥漫性不适、心烦意乱、不受控制的瞌睡、肠鸣音、诡秘的微笑，或者是闪烁或执着、惊恐或自信、质问或怀疑的眼神，一种语气、呼吸节奏、出现的形象、不由自主的叹息、冲动的手势、眼睑眨动、不受控制的腿等。这些隐性的情感交流成了每一段人际关系的特点：这些信号大多在不知不觉中被我们记录下来，我们也在不知不觉中对它们做出反应，这些信号甚至比用语言传递的内容更多。因此，在不知不觉中，我们会根据从交流的氛围中解读出的东西，一个手势、一个我们未能觉察到的动作等来改变自己的姿态和肢体表达，而这与我们的内心状态都不一定有联系。在心理治疗中，肢体表现有无数种，这表现出来访者对心理治疗师产生的影响，反之亦然。

　　第三，交流网络包括在场的两个心灵各自内心的积极的心理互动。事实上，每个人都在内心思考所经历的事情，试图理解对方的意志，但不一定将自己的思想内容传递给对方。这是身处关系中的人类自然的心灵活动。以下是这种内心的、非语言化的独白："我现在很怀疑你""你怎么看我？""我现在怎么生活你又知道了？""我真的不明白你为什么要跟我说这些？""我不知道你是不是真的明白""我现在不想再继续谈论这个话题了""我感觉你不喜欢我刚才说的话""现在你离得太近了，压迫感太强了""我知道你很生气，但是你不说"等。换句话说，来访者与心理治疗师在进行语言交流的同时，会各自观察对方，同时被对方观察，各自在内心谈论自己观察到的东西，而不对外透露自己的思想实质。

这种交流网络随着两人的相互了解和合作的增进而得到发展、细化，变得更加复杂或精细。每个人都在努力使这次相遇获得成功，这就需要努力，一方面要正确地表达想让他人理解的内容，另一方面要读懂对方的意图。斯特恩解释称，这项工作并不简单，其中包括很多不精确之处，因为首先要明确自己的意图，而且要以一种让对方能够理解的方式来传递这些意图，这是非常困难的。一个人的表达方式与另一个人的反应是难以预测的，因此难免存在冗余重复、不理解、冲突和不一致的地方，也有需要进行弥补的错误，以避免关系的纽带彻底断裂。这些不精确之处也带来了新的、意想不到的元素，而这些都可以用来创造新的可能性。这种创造是两个心灵协作的产物：每一次的互动都会营造下一刻的环境，而交流的方向大多是由这种二元的方式进行引导。

心理治疗师和来访者努力地调整、把控这种交流，使冲突和误解不会威胁双方的关系。但是，前来就诊的来访者往往在人际关系和情绪调节方面存在障碍，因此，来访者可能没有能力做出维持关系所需的必要努力。更多的时候，他们可能会中断沟通，割裂情感联系。此时，心理治疗师就要愈发努力地维系关系，对关系中的不确定性、靠近和后退的动态都要有清晰的认识，努力克服这些困难。因为他知道，明确的目标只有通过高质量的交流才能实现。因此，他的主要任务是在每一次会见的时候，时刻对主体间场进行调整。

情绪调谐

如何调节主体间场？我们先来看看斯特恩对主体间性的需求的看
法。在人际交流中，每个人都希望自己当下的感受和意图被看到、被听
到、被接受和被理解：这就是斯特恩所说的"主体间性的需要"。他把
这当作一种动力因素，就像喝水、吃饭、睡觉的需求一样。如果不能满
足这种需求，在极端情况下，会导致对生活失去热情，造成身体或精神
方面的疾病。因此，重要关系的重建对治疗至关重要。

心理治疗关系非常注重这种主体间性的需要。痛苦的来访者常常试
图将自己的遭遇向周围人吐露，却屡屡遭遇不理解。他们前来咨询，希
望自己想要传达的痛苦能够被看到、被听到、被接受和被理解。心理治
疗师也同样受到了这种需求的驱使。像其他人一样，心理治疗师也希
望在进行干预时被看到、被听到、被接受；他们希望自己的能力得到认
可。不过，他们的专业性要求他们不期望立即能得到来访者的认可，因
为这可能需要假以时日才能实现。在这之前，他必须自己满足这种想被
认可的需求。因此，心理治疗师有必要对自己的价值观和信念，以及从
业背后有意识和无意识的动机进行深刻的反思。

主体间场的调节主要是通过情绪调谐实现的。这主要表现在隐性
的、非语言的层面。心理治疗师通过自己的语气、目光、姿势和"嗯"
这种简单的方式支持来访者的陈述，其重音和语调带着针对来访者进行
相应调谐的情感色彩，从而让来访者知道，他已经很好地感知并且理解
了来访者的情绪状态。情绪调谐是建立信任关系的关键，它能让来访者
有被关注和理解的感觉。斯特恩强调，这并不是简单重复来访者传达情
绪的非语言表达形式，这会让来访者产生被愚蠢地模仿的不愉快感。调

谐时，心理治疗师应用另一种与来访者强度相同的、传达相同情感的肢体表达。当心理治疗师全身心地充分倾听来访者时，这种调谐会在潜移默化中得以实现。弗朗索瓦·鲁斯当（2009）观察到，当心理治疗师与来访者处于调谐状态时，他们的身体会适应情绪，像镜像一样相互交流。相反，当出现"不和谐"时，肢体会做出不协调的动作，对话也会被打断。

来访者对心理治疗师干预的反应是指导心理治疗师完成工作的重要线索。这些反应可能由当下的实际情况所引发。例如，心理治疗师犯了小错误；干预可能进展得太快，来访者还没有准备好接受治疗；长时间的沉默使来访者陷入焦虑；心理治疗师可能靠得太近，没有尊重来访者的私密性；心理治疗师的语气可能出卖了他的烦躁等。来访者对干预的反应也可能揭示出移情的表现，移情来源年少时获得的隐性知识，这些知识调节着他与他人的相处方式。[31] 由于这些知识往往与关系中实际发生的事情不相符或不一致，它们给交流赋予了特殊的色彩，并对心理治疗师引起特定的反移情反应，而心理治疗师必须努力去理解这些反应，并给予来访者相应的回应。最后，来访者的反应可能是由心理治疗师的反移情表现引起的，反移情来自心理治疗师无意识的隐性知识，并在不知不觉中给这种关系蒙上了一层阴影。在这里，心理治疗师也要努力拨开迷雾以免影响心理治疗的顺利开展。

心理治疗中的当下

丹尼尔·斯特恩非常重视来访者与心理治疗师之间情感调谐的时间维度。他认为主体间场的调节是在一连串的"当下"中完成的。当下是短暂的，持续几秒到一分钟。在这个过程中，一些小事件进入了初级意识，这是人把精神集中在当下发生的某个特定经验客体上的状态。这些感知转瞬即逝，如果不刻意逗留，对这些感知予以关注，那么下一刻它们就不再存在于意识之中，因此也就不能用来进行反思。然而，它们却在不知不觉中影响了这段关系未来的走向。例如，心理治疗师看到来访者眼中一闪而过的愤怒，并做出相应的肢体反应，或者当治疗师倾听时热泪盈眶并想努力抑制这种情绪时，来访者也会立即察觉到这些表现，即使心理治疗师没有用语言表达出来，也会影响来访者的反应，改变他之后的表述。

我们对主体间性的需求促使我们不断地寻求理解对方的意图，并在关系中对其进行解释。在心理治疗中，每个人都在不断试图看清对方在关系中的位置。在访谈过程中，来访者的言行会立即影响心理治疗师的思维，而心理治疗师的言行也同样迅速地影响着来访者的思维。当心理治疗师试图了解来访者的动态功能时，来访者也在仔细地观察心理治疗师探索和解读的方式，并就所观察到的东西做出解读。这段关系就这样根据各自对对方意图的理解和解读，在一个个当下中演进。

当下是动态的，情感在其中延展、放大、衰微；有运动，也有感情、思想和感觉的流动。一个当下被经历的同时会产生新的当下，结果是交流变得变幻莫测、起伏不定。心理治疗是一个双人旅程，正是这种主体间的对话使心理治疗取得进展，而改变正是源于这种相互影响，同时影响着来访者和心理治疗师。

为了使当下中进入初级意识的东西能够起到反思的作用，来访者必须对它予以关注。然而，当下的情绪体验无法在发生的那一刻用语言表达出来，因为一旦想用语言诠释，这一刻也就结束了。要想真正地抓住它，你只需全心全意地延展它、容纳它。只有在这种情况下，它才能进入反思意识，支持内省，之后可以作为语言表述的原材料。

当下所表现出来的东西，来自真实的自我：某个东西、某种内心的运动，在寻求着意义。只有对身份认同而言是足够新鲜的或是重要的经验，才能进入意识范围，并成为当下。有关注当下感受的能力，就意味着有一定的自我感。只有这样才有觉知当下的能力，之后才能对其进行思考。这意味着，自我发展不完善的人很难在当下驻足停留。因此，心理治疗师更要关注他们的情绪表现，教会他们倾听自己。

斯特恩对单向主体间性（"我知道你的感觉或想法，我可以猜测你的意图"）和双向主体间性（"我知道你知道我知道，我感觉到你感觉到了我的感觉"）做了区分。相互认可的需要意味着在访谈过程中，同时存在两种解读试图相向而行。而在某些时刻，这两种经验会相遇。这样，我们就有了一个相遇的时刻，此刻的情感经历被关系中的两个人经历和共享。我们可以说他们共同创造了一种主体间经历，其中一个人的现象意识遇见并部分包含了另一个人的现象意识。每个主人公有属于自己的经验，也有反映在他的目光、姿态、语气和沉默中的他人的经验。这两种经验的共时性，使我们有可能体验到一些东西，可以将之表述为："我知道你知道我知道，你知道我知道你知道。"这两种经验并不完全相同，但它们足够相似，当我们相互进行验证时，就会出现共享同一个精神景观的意识。这就是斯特恩所说的"主体间意识"。

为了获得一种共同经历和分享的体验，并使关系向改变迈进，每时每刻的调谐非常重要。发现来访者的情绪，让他明白我们在跟随他，我们理解他的感受，即使我们的理解超出了他当下的意识范围，我们也不要冲到他前面，这都是筑起共享时刻的砖瓦。

当下并不仅仅由此刻的因素所构成，它还包含过去的因素，这些因素以不同的形式（行为模式、心理表征、关系模式、先入为主的观念、期望、幻想等）表现出来。这些过去的结构会被此刻的相遇、心理治疗师的态度和 / 或干预唤醒。因此，当下是移情表现的首选载体，但同时也是能够改变移情表现的载体。事实上，当记忆在当下出现时，记忆本身属于过去，但对记忆的感知经验是此刻发生的，而且是在另一段联系、另一种关系中发生的，因此，这段关系可能给予的反馈与隐性记忆所记录的不尽相同。只有在当下，现在与过去相遇之际，我们才能改变我们与记忆的关系，从而引发重大的改变。

治疗关系借由多个单向主体间性的时刻和相遇的时刻得以发展。波士顿团队的研究表明，这些相遇的时刻很可能会促使神经回路进行重组，对过去重新进行解读，并促使重大改变的发生。来访者往往记住了创伤性的主体间经历，在这些经历中，他感到自己没有被看到，没有被承认，感觉自己被强加了原本没有的意志或者被加以不适当的评判。给予来访者共情的理解，一个与他期望不同的回应，很可能会让他手足无措，让他意外，让他反思自己的自动机制，例如他总是觉得自己被别人评判、总是害怕被拒绝等。

斯特恩坚持认为，真正促使改变发生的，是那些共同经历的、共享的经验，而不是心理治疗师对来访者自身发生的事的语言解释。当这种感性的、共享的相遇时刻来临时，如果过快地诉诸语言表达，就会打断经验的感知，绕过全新的自我反省的态度，改变也就无法在隐性层面发生。改变的发生也许伴随着一种意识的觉醒，但改变并非一定在意识觉醒时发生。

治疗联盟

一般来讲，治疗联盟可以定义为来访者与心理治疗师之间为达成商定的明确目标而建立的合作关系。博尔丁（Bordin，1979）和卢博尔斯基（Luborsky，1976）认为，治疗联盟是一种由来访者和心理治疗师共同构建的现象，脱胎于充分的治疗工作。有 3 个因素会对其产生影响，并协同发挥作用：心理治疗师的关系和情感能力；来访者的特质（改变的动机，是否愿意接受这位特定的心理治疗师的帮助，反映来访者关系能力强弱的人格）；以及在治疗过程中，这两人之间发生的事。总之，治疗联盟是一个复杂的多因素现象，只有在治疗过程的背景下才具有意义。

爱德华·克罗特（Édouard Collot，2011）在他的《治疗联盟》一书中提到了亨利（Henry，1993）等学者的研究，其研究成果令人惊讶，也许有助于我们更好地理解这种联盟的性质和它的基础。几位心理治疗师接受了基于一定标准的培训，让他们能够识别和处理治疗联盟的波动起伏，并要求心理治疗师与来访者事后对治疗联盟的质量进行评估。培训结束后，心理治疗师表示，他们能更好地识别联盟的裂痕并知道如何进行修复。而来访者却觉得治疗联盟的质量在治疗过程中愈发恶化了。他们觉得不被理解，不被关注，失去了动力。研究人员观察到，在接受培训之后，心理治疗师的共情有所下降；他们变得更加积极主动、技术化，更喜欢指挥别人、更专制，同时对治疗的结果更加悲观，因为他们往往会忽视自己对治疗过程停滞不前应负的责任，而将责任都归咎于来访者。本研究结果表明，治疗联盟并不需要有意识地、刻意地运用某项技术。某些联盟的维度甚至心理治疗师都觉察不了，他们往往不知道自己的态度会对来访者产生什么影响。研究还表明，心理治疗师越是有意识地重视治疗联盟的建立，其成功率就越低。

联盟是一种隐性现象，它借由一些大多是无意识的机制在主体间相遇的过程中出现，而这些机制在关系、情绪和技术层面的交汇处产生。治疗联盟的建立是良好的治疗工作的结果，这取决于心理治疗师在每次见面时，时刻对来访者进行的情感调谐。联盟在两个层面上得以建立：一个是有意识的层面，即工作联盟；另一个更多的是关系性层面，即治疗联盟本身，人们在很大程度上对此并没有意识。

工作联盟

工作联盟是联盟中有意识的且经过思考的部分，建立在合作展开治疗的意愿的基础之上。在来访者身上，这种愿望不仅基于来访者有意识想要好转的意志之上，也基于其将心理治疗作为实现这一目标的手段和尽可能真诚合作的决定之上。即使来访者在决定治疗前已经思考良久，以及工作联盟的建立是基于理性的和有意识的论据之上，但工作联盟的构建在很大程度上还是取决于情感因素。在这里，我们首先想到的是前文讨论过的渴望改变时固有的矛盾心理、在治疗开始时抱有的期望，以及症状迟迟不见减轻时内心希望的动摇。来访者的信念也会发挥作用，引导他参与他所认为理想的特定形式的心理治疗。所有这些情感因素都有可能在第一时间破坏工作联盟——失望、进展缓慢得令人难以忍受、来访者与心理治疗师之间的误解等。

对心理治疗师而言，工作联盟首先是基于他对职业的热爱和对人类的热忱。他和来访者身上的情感因素，尤其是治疗师从事这个行业的无意识的动机，会对联盟中这一有意识的、经过思考的层面产生影响。心理治疗师的信念和信心也起到了一定的作用。治疗师想要帮助特定来访者的愿望也滋养着工作联盟，因为他对来访者和来访者的遭遇有了一定的亲近感。我们甚至可以认为，如果从一开始两人之间就没有建立起一定的有意识的联系，就不可能构建真正的治疗关系。

要建立工作联盟，初步的访谈起到了决定性的作用，因为这种联盟建立在对治疗目标的共识之上。这不是一个简单的技术性问题，为了确保来访者能坚持治疗并建立起工作联盟，心理治疗师仅向来访者解释这些目标是不够的。他们治疗关系的早期阶段决定了来访者如何理解这些目标，并在真正的知情同意下坚持这些目标。心理治疗师说的话与来访者听到的和理解的内容之间可能会有出入。

工作联盟还包括就实现目标所需要完成的任务订立协议。同样，心理治疗师仅向来访者解释自己的工作方式并取得来访者的口头同意是不够的。这主要取决于在最初几次谈话中，双方的关系和来访者的心理会如何发展。有一点很重要，双方要共同制订干预计划，并为调动来访者的参与性创造有利的环境。

在治疗初期，这一有意识的联盟层面会占据主导地位，但这还远远不够。心理治疗开始之后，双方的情感因素可能会导致治疗的波动和起伏。例如，只有当来访者真正从治疗中受益时，他才会认为某种形式的心理治疗是有效的途径，来访者合作的动力和对心理治疗师的信任才会得以维系。但是，如果症状没有得到丝毫缓解，他的这种信念可能就会消失。而且，一旦来访者的舒适区受到撼动和质疑，以及来访者的矛盾心理减缓了改变的进程，来访者的反抗和抵触会使工作联盟遭受巨大的考验。

治疗联盟本身

治疗联盟本身的建立速度较慢，但它在狂风骤雨中会提供更大的稳定性。它通过情感的调谐而逐步得以建立，并将主体间性这种强大的激励因素作为推动力。来访者最真实的痛苦需要被看见、被倾听、被接纳，他为使自己能够被理解而付出了很多努力，但往往缺乏语言来表达他私密的经验。来访者正是因为遭受情感和（或）关系性的障碍才前来寻求咨询，因此，如果他的需求没有立即得到满足，他可能就会倾向于立刻放弃。那么，心理治疗师必须利用他的情感和关系能力进行情感的调谐来弥补这些缺失。来访者越是感到被接纳、被倾听、被理解，他坚持努力的动机就越是稳固，治疗联盟也就历久弥坚。这种联盟的本质更多的是关系性的而不是理性的，所以联盟的这一层面会比工作联盟更能抵御改变过程中固有的摸索期、不确定性、伤害以及关系中不可避免的意外。

联盟、主体间性和依恋关系

联盟的驱动力

在无限期的开放性心理治疗中，我们常常会观察到来访者对心理治疗师发展出一种依恋关系。长期以来，我们一直认为治疗联盟取决于这种依恋关系的发展。但是，并不是所有的来访者，尤其是那些自我发展有缺陷或有依恋障碍的来访者，能够从一开始就与心理治疗师建立依恋关系。即便如此，心理治疗师还是可以与他们建立治疗联盟，以触发改变的过程。

包括斯特恩（2003）在内的一些作者认为，治疗联盟背后真正的驱动力是情感调谐，因为它回应了来访者对主体间性的需求。然而，与依恋相关的障碍，特别是来访者在童年时期形成的并影响着他成年后人际关系的依恋形态，会是他们之间关系构建的决定性因素，无疑会影响处理心理治疗最后阶段的方式。

主体间性与依恋的相互作用

建立信任关系的能力在儿童早期就已形成。根据卡伦·里昂－鲁斯（Karlen Lyons-Ruth，2005）等作者的观点，年幼的孩子的主体间性需求如果能得到充分的回应，就会自然而然地依恋上抚养他的人。因为孩子已经建立了对他人的信任，随后就会建立健康、满意的人际关系。如果他进入一段中长期的治疗关系，他就会自然而然地对心理治疗师产生依恋之情。相反，如果儿童的主体间性需求没有得到充分的回应，就会出现依恋障碍。成年后，他们或是倾向于在依赖关系中紧紧地抓住对方，但永远无法获得满足，或是会采取超级独立的态度，逃避任何情感的依恋，害怕再次遭受失败，承受太多的痛苦，这会让他们陷入巨大的情感空虚。如果基本的情感需求没有得到充分的满足就会使人产生巨大的愤怒感，这种愤怒往往会被宣泄在任何一个人身上，并要求他填补这一缺失。这种隐蔽的愤怒往往非常强烈，令人际关系变得相当复杂。因为他们从小就确信自己不招人喜欢，所以这种愤怒会导致他们有种内疚感，使他们无法接受别人给他们的爱，这也是使他们的情感关系复杂化的另一个因素。他们试图建立亲密关系，但这些关系即使并非注定要失败，还是会对他们造成巨大的痛苦。

治疗关系为这些人，不管是过度独立还是过度依赖的人，都提供了经历主体间关系的机会。在这种关系中，他们可以体验到真实自我被看到、被听到、被认可的感觉。治疗的目标之一是帮助他们建立人际关系中的基本信任，这应该会让他们之后更有能力建立依恋关系。心理治疗师将不可避免地需要应对来访者出于愤怒而对这段关系的攻击，他们过度的内疚感会阻碍治疗过程，但心理治疗师要明白，针对这类来访者的治疗过程必然会经历这些冲击。

心理治疗会不会产生依赖性

人们有时会诟病长程心理治疗会使来访者产生依赖性。事实上，当来访者表现出对心理治疗师的依赖时，我们必须明白来访者的依赖倾向在他的动态中业已存在。来访者一直在试图用多少有些病态的方式来应对：酒精、毒品或药物成瘾，因为情感依赖的关系、工作上过度的依赖已经让来访者痛苦不堪。如果在治疗关系的框架内，他的主体间性需求获得了满意的回应，他的依赖性就有可能会转而针对心理治疗师。这种依赖性将支持治疗联盟，成为支撑来访者向更大的自主性转变的基石。只有通过对来访者从小到大一直没有得到满足的依赖需求进行部分回应，来访者才能逐渐形成一种健康的独立性。

这些前来接受心理治疗的来访者往往带着深度的关系创伤，他们往往以穷追不舍的形式表现对心理治疗师的依恋，这可能会在一段时间内损害工作联盟。来访者执着于自己的抱怨，要求无条件的爱，因害怕离开心理治疗师而坚决拒绝改变，从而阻滞改变的进程。对于遭受重大缺失的人来说，这种抗拒是不可避免的，而且会延续很长时间，从而使心理治疗师的耐心受到严重考验。与此同时，心理治疗师时时刻刻调适自己以应对来访者的能力又会帮助他们打破僵局。

终止与这些来访者的心理治疗可能也更困难，因为终结治疗的前景会重新唤醒过去的创伤。我们将在之后的章节中探讨这个复杂的课题。

▶ 第八章　情感倾听

EIGHT

有时我会走远，她也任我远离。

但是像渔夫一样；

当她转动着渔线轮，

那根连接着我们内心最深处的线，

会又慢慢地把我带回来。

——玛丽埃·马修

情感调谐需要心理治疗师开展一种特殊水平和质量的倾听，情感的倾听有助于他在每次访谈期间，时刻调适与来访者的沟通交流。这种倾听方式需要一些特定的基本技能，必须通过心理治疗师的继续教育发展和完善。

学会倾听隐性交流

任意两个人自首次相遇的最初时刻起，就会开展一种双向的印象交流；一种非语言的、反射性的、隐性的情感交流被激活，两人都会立即以反射性的、无意识的方式做出反应，这就是右脑与右脑之间的交流。

在接受培训的过程中，心理治疗师对这种交流发展出一种特别的敏感性，并通过练习愈发加强对这种反射性和无意识的情感语言的觉知。远在理论和技术性知识之前，情感倾听是心理治疗师调谐来访者的首要和主要的工具。对心理治疗师而言，在关系不断深化的过程中，他要调适主体间场并调整他的干预、沉默、言语或态度，以适应主体间场传递出的内容，而情感倾听可谓是至关重要的工具。治疗联盟也要依赖这一工具，尤其是在关系需要修复的时候。学会倾听以与对方相调适，这是一门技术，更是一种艺术。

情感倾听有助于支持、重启甚至触发来访者的主体化过程。来访者往往不善于倾听自己的声音，他已经养成了用各种方式来抵御干扰情绪的习惯。为了内化自己的经验，他们必须重新学习或从头学习倾听自己的情绪，以及如何更好地处理情绪。为了帮助来访者完成这项任务，心理治疗师必须能够捕获来访者未能觉察的东西，他的独特性、自身的特质，以及他的真实自我在不知不觉中流露出的东西。他必须能够识别来访者的情绪，甚至是那些他正在抵御的情绪。之后，心理治疗师必须帮助来访者忍受情绪的张力，让情感得以形成，渗透到思维过程中，让意义浮出水面。因此，治疗师最大的关切就是调节访谈时情绪的紧张程度。如果来访者的焦虑情绪太过强烈，心理治疗师可以用温柔、平和的语气给予来访者一个冷静的、共情的反映，有时甚至是一个简单的"嗯"，都会有助于缓解来访者紧张的情绪。相反，如果来访者与情绪脱离，过于理性地表达自己，那么持续保持沉默可能会促使来访者放弃这种理性的防御，下沉进入内心。在任何情况下，心理治疗师都应等待来访者进入最佳情绪状态，再为他的交流赋予意义，这被证明是推动来访者改变的必要条件，而这种改变只能发生在主观和实时的生活体验中。

对自我和他人的全身心在场

倾听身体的声音

真正的思想受到躯体、情绪和隐性记忆的经验的滋养。身体的反应、态度、姿态、行为和动作是一个人内心深处的感受和思想的忠实反映。它们是情绪的胚胎，即比昂所说的"原始情绪"，[32] 这是一个人真实自我最忠实的表达，比语言表述更为真实。我们无法不表达内心深处的东西；我们大脑和身体的构造就是如此。我们交流的内容要比我们所意识到的多得多，我们不自觉地从他人身上破译很多信息。当然，语言表达的是我们有意识要表达的内容，但声音的频率、韵律、语速、口头禅，影响语言表达的内心的平静或不安，以及所有通过肢体流露的信息都会或多或少地被他人有意识地接收到，并对他们产生影响。

有时，来访者表达了某种想法或感觉，实际上他内心萦绕着另一种感觉，甚至是完全相反的情绪，这一点他非但不自知，还会为自己辩护。即使是最细微的非语言行为，都能引导心理治疗师把握来访者的内心，因为动作不会说谎，而外在行为和内在经验密切相关。最近，一些反映心理治疗师陪伴质量的不同要素的实证研究（研究结果由美国心理学会发表[33]）表明，治疗师只有通过对自我、对自己内心世界的全身心在场，才有机会碰触到来访者的私密经验，因为心理治疗师的敏感性捕捉到了情绪的共鸣，捕捉到了来访者未能察觉的非语言信息。因此，情感倾听需要一种对自己的身体和来访者身体的全身心在场，一种对两个身体向他发出的最细微信号的接纳态度。

这种对自己和对方的在场，对支持治疗过程十分重要，心理治疗中大多数治疗方法都认可这一点。许多人把它作为治疗过程的基本条件之一，是心理治疗师技术和能力的基石。

不被引领的倾听，悬浮注意

在情感交流中，所有的表达方式都很重要：来访者的言语（甚至是那些看似不连贯的言语）、故事、逸事、表述中出现的人物、讲述的梦境、使用的词汇、当下的反应、突然的语塞、语气、语流、肢体的感觉和表达、不由自主的动作、眼神的表达、呼吸节奏、情绪的突然高涨等。所以，心理治疗师要努力培养对姿势、动作、肌肉张力的变化、呼吸、皮肤颜色、瞳孔大小以及嘴唇、眼睛、面部肌肉的运动等任何变化的敏感性。心理治疗师要让自己感受声音的音调、音色、语速、颤音、清嗓子、咕哝含糊的话、气味以及从中流露的各种各样的感觉。

但要注意的是：对这种非语言性表达的关注，并不意味着心理治疗师要监视来访者的一举一动，用一种执着的眼神对来访者步步紧逼。这种高度警觉会让心理治疗师陷入理性探究中，这更像是对技术的应用，而不是真正的倾听。而情感倾听需要非定向的关注，没有任何精确的意图，准备好感受一切的态度，任自己被意外惊讶。这种全然的接纳态度，需要心理治疗师让自己处于一种白日梦的状态，打开自己所有的感官，任由自己被访谈的气氛浸润。要做到这一点，他就必须后退一些，与来访者保持身体上的距离，有时甚至在来访者的眼神过于热切时，要把目光移开。这种距离可以让心理治疗师更好地感受自己的情绪，对自己肢体最细微的动作、某个身体部位的紧张、呼吸节奏的改变、瞌睡、咕噜声、刺痛等进行细心观察。心理治疗师正是通过全神贯注于自己的身体和情感世界，才能感受到来访者的独特性，感受到来访者有意识的情绪，也感受到被他压抑、否认、投射或克制的情绪。

情感倾听还可以评估来访者沉默的质量：他不说话是因为怕口出伤人，还是因为被焦虑淹没或者他对自己毫不关注，或者恰恰相反，他是在试图确定自己内心的想法？很好地评估来访者的沉默，可以指导心理治疗师对来访者采取什么样的态度。

倾听，先于一切理论和技术

每一种治疗关系、每一次访谈都是独一无二的、特别的、不可预测的，且时时刻刻都在发展演进。为了跟随访谈的发展，心理治疗师必须暂停逻辑推理思维，暂时摒弃理论和技术知识，对意外的情况全然接受。当然，他不能忽略自己所学的知识，毫无疑问，这些知识在某些时刻会发挥作用，但在心理治疗师的思想中，这些知识决不能占据首位。如果他太忙于搜寻诊断依据或思考该怎么做，他就会失去与感觉、情绪和情感之间的联系，这会使他远离来访者。他必须相信他的情感半脑的隐性功能，在需要的时候，他的情感半脑能够以更适应当下情境的方式汲取他的理论和技术知识。

斯特恩（2003）强调，心理治疗师对自己与来访者之间在隐性层面上发生的事情的理解，并不一定要用言语表达出来。心理治疗师对这些线索会很敏感，大多数线索会引导他根据来访者的需求和情绪状态来调整自己的态度。而一段调谐良好的关系本身就具有治疗作用。

容纳自己的情绪反应

情感倾听要求心理治疗师在必要的时间内与自己的情绪反应保持联

系，使这些情绪在他自身内产生与这段关系相关的意义。气氛紧张的时候，心理治疗师要调节好自己的情绪不容易。面对一个不知所措、攻击性强、焦虑、痛苦、抑郁、苛求的来访者，心理治疗师很快就会感到一种紧迫感，急于做些或说些什么。这种紧迫感反映出他的焦虑，他必须首先调节自己的焦虑，才能恢复内心的舒适和思考能力。心理治疗师出于焦虑而说的或做的一切，可能只会把他自己的不适传递给来访者，这对他毫无用处。如果心理治疗师能够冷静下来，来访者就有可能进行自我调节。最近关于心理治疗有效性的研究表明，情绪调节本身就具有治疗性，对于自我比较贫瘠的来访者更是如此，而且心理治疗师必须先进行情绪调节，再为来访者的经验赋予意义。[34]

让心理意象浮现

容纳情绪可以促进意象、联想、幻想、回忆和白日梦的发展，这些都有助于我们更好地把握来访者的情感世界。直觉和感性思维借由已被记忆的情绪和类似的情感体验创造的意象而得以呈现。这些意象思维来自右脑，需要一个潜伏期来发展，因此，容纳情绪并且容忍自己不能马上参悟一切十分重要。如果情感半脑能够获得这些有利条件，意象思维就会自发产生。在访谈过程中，当心理治疗师对来访者的言语内容进行悬浮关注时，这种情况就可能发生。在访谈间隙或夜晚的梦境中，这些意象也可能意外地出现在治疗师的脑海中。当这种情况发生时，如果他直觉这些突如其来的想法与他的来访者有关，他就要为这些想法留出空间，任其在他内心萦回和作用，而它们会滋养治疗师对来访者私密世界的深刻理解。

这些情绪属于谁

神经科学对镜像神经元的发现，使我们在理解人与人之间无意识的情感交流方面迈出一大步。这些神经元具有一种特殊的激活方式，当一个人看到他人所做的动作时，自己也执行该动作或仅满足于心理表征。[35] 对动作是这样，对情感也同样如此。这意味着在大脑的隐性功能层面上，那些被表征的、观察的或执行的东西具有一定的不确定性：我们感受到的情绪究竟来源于自己还是他人？

随着人体发育，大脑功能变得日益精细和复杂。左半脑的活动与情感半脑的活动相融合；自我意识的发展使人能够区分自己正在做的动作、想象的动作和看到的动作。而经历的情绪也是如此。这种自我的意识是必要的，以便更清楚地确定行动的执行者或情绪的承载者。但这种意识并非与生俱来，它是通过婴儿和抚养者之间高质量的主体间交流发展而来。当这一层次存在缺失时，自我意识就会发展得很差或未能得到发展。这意味着人在明确辨别属于自己与来自对方的情绪、思想和反应的能力上并非都是平等的。

人与人之间这种隐性的情感交流是一种普遍的、反射性的、自发的现象：我们不断地在自己的情绪中同时体验到他人的部分情绪，这完全无法避免。这就是鲁西永（2012）所说的"原发性自恋认同"。它既基于鼓励模仿他人的大脑的认知机制（姿势、面部表情等），也基于促使我们认同他人的情感机制。模仿和认同的发生不需要意志的作用，甚至完全脱离意识范围，因此可能会存在身份认同混淆的风险。

心理治疗师的共情

鲁西永认为，在与他人的感情中投入得越多、越频繁、越激烈、越深度，原发性自恋认同就会越强大，一方的情感状态就越能影响另一方的情感状态。治疗关系就符合这些标准，因此，治疗关系正是这种现象发生的环境。在这种情况下，身份认同混淆的风险就无法规避。既然无法避免，那就应该懂得如何加以利用，使其发挥治疗的效用。

博洛尼尼（2006）将治疗性共情分为两个层次：协同共情和不对称共情。在心理治疗中，心理治疗师必须对来访者有意识的想法和感受进行共情：这就是协同共情。但可能更重要的是，心理治疗师还必须对来访者逃避的东西、无意识的心理斗争、早年习得的已经成为条件反射的反应和会为之辩护的情绪进行共情。镜像神经元的反射功能让他具有这种不对称的共情，正因为这些镜像神经元，让他可以思考和感受来访者不允许自己思考或感受的东西，来访者自己都没有察觉的东西，那些被割裂的、被否定的、被压抑的东西。在对自我全身心在场的情况下，心理治疗师通过关注自己的情绪反应，触及来访者未能触及的东西。

投射性认同

原发性自恋认同背后的机制被称为"投射性认同"。投射性认同将感情从一个人身上转移到另一个人身上。协同共情的解释是，交流中的两个人都意识到这种情感的转移并在心理历程中得到充分的区分，知道自己所感受到的情感属于谁。因此在这种情况下，他们各自的身份认同没有被混淆。例如，当有人讲述伤心事时，作为听众，我们能局部感受到他的悲伤，同时仍然意识到这是他的经历，不属于我们。当有人受伤时也是如此，作为事件的目击者，我们能感受到与当事人相比程度较轻的痛苦。

当一个人体验到一种他们没有意识到的情绪时，通过情感转移进行的交流是反射性的、不可避免的，并且就在不知不觉中发生了。通过投射性认同接收这种交流的人感受到了这种情绪，甚至可能产生与之相关的想法，但却无从知道这种情绪和这些想法属于自己还是属于对方。他真切地感受到了这种情绪，所以往往会把这种情绪想象成是自己的情绪，而因为这种情绪常常伴随着一种陌生感，所以可能会让他感到烦恼。利用这种机制的人会忽视对方的个性，他在不知不觉中把自己的某些方面投射到对方身上，把现实中只属于自己的情感和思想归结为属于对方。这种身份认同的混乱是因为右脑的隐性功能在发挥作用。

我们都有可能在不自觉地情况下，以这种方式进行情感交流。这种现象在生活中很常见，在心理治疗中也很常见。当来访者的"自我"发展不完善，自体表征比较负面，而且基本不了解自己的内心世界时，这种情况就更容易发生。自我与他人混淆的风险也更容易发生，还会导致具体的人际关系性问题。例如，来访者将自身好的部分投射到心理治疗师的身上，这是将心理治疗师理想化的起源。而这种理想化与对自我的贬低相辅相成，并滋养了这种依赖关系。如果来访者将负面情绪投射到心理治疗师的身上，就更容易形成一种被迫害的感觉，因为心理治疗师被注入了恶意的意图。这也解释了为什么这些比较脆弱的人所维系的关系大多会以情感性依赖，以及在理想化的爱与带有偏执怀疑情绪的恨之间徘徊的矛盾心理为特征。

共情和投射性认同

当来访者意识到自己所传递的情绪时，就会促进协同共情的产生。心理治疗师敏感地觉察到来访者向他传达的情感，会接纳来访者的经历；来访者会感到被倾听、被理解，治疗联盟就建立起来了。

当来访者不知不觉地传达出无意识的东西时，协同共情就变得更加困难。来访者向心理治疗师投射那些被割裂、否定或压抑的部分，会引发心理治疗师强烈的且往往是负面的反应。这些不可避免的、不可预知的情绪扰乱了他的共情倾听。为了恢复这种倾听，心理治疗师必须在自己身上下功夫，以更好地理解自己的感受，感知和识别侵入自己内心的因素，并将这些因素与自己的情绪反应区分开来。这种自我工作需要治疗师容纳这些强烈的情绪，暂时停止评估和判断的思考，以便对复杂的认知和发展的不可预测性保持开放的心态。心理治疗师要等待意象的出现并获得意义，之后，他可以依靠自己对生理和情绪反应的觉知进行干预。这种心理工作需要一定的等待时间，在这个过程中，来访者见证了心理治疗师自我调节时发生的事。渐渐地，通过这种传递，来访者也学会了自我调节，并开始对干预抱持接受的态度。正是这样一系列的类似经历帮助来访者改变，使其自我调节能力越来越强。这种心理工作意味着心理治疗师具备了一种分化过程足够高效的心理功能，使其能够保持必要的距离，很好地区分属于自己的东西和属于对方的东西。

投射性认同、移情和反移情

艾伦·舒尔（2008）解释说，投射性认同在婴儿发育早期发挥了关键作用。当婴儿经历难以调节的情绪体验时，它会作为一种信息传递给母亲，寻求帮助。通过投射性认同，婴儿在母体心灵中存放了他的不适感，从而诱发了母亲的母性行为。当母亲做出适当反应时，婴儿就会恢复平静。这种不断重复的经验教会婴儿，通过与另一个人的接触，可以从不适中得到缓解。这种信心有助于婴儿更好地容忍负面的情感。

当妈妈没有充分调适自己，不明白婴儿的需求时，婴儿就得不到缓解。他会惊慌失措、大喊大叫，希望自己的不适能得到解脱。如果得不到缓解，他就会将自己与不愉快的内心体验分割开来，让自己与外界相隔绝，退回到自我封闭的状态中。

我们可以看到，母婴之间交流的调谐源于一种相互影响，力求让积极的情感最大化，消极的体验最小化。调节情绪的能力、依恋关系的构建和自我意识的发展，都是调谐成功的结果。反之，如果沟通调谐不畅，这些发展就会受到掣肘。即使在成年之后，人也将继续与情感上的创伤经验做斗争。正是这些不经意间被身体记忆的经历将滋养一个人一生的投射性认同。

母婴调谐不可能在方方面面都是完美的；幼儿所经历的情绪体验总有一些是妈妈无法理解和调节的。这就是每个人身上都有的未经代谢的、未得到思考的、未被感知到的痛苦内核，而这些痛苦内核往往也是请求心理治疗的原因。一些移情的表现来源于这些从未被接收或心理化的痛苦核心，它们在寻找更适合的回应。移情的表现被投射性认同滋养，在任何一段关系中都会发生，当关系日益变得重要时，移情就会加强，心理治疗就是如此。正如鲁西永（2012）所说，心理治疗旨在创建一个空间，让人可以体验这种移情并将其视为一种回忆，一种让过去的痛苦经历或事件回归的形式。心理治疗师通过调整自己对来访者投射的回应，在过去不和谐的关系中发挥来访者自我的结构功能。

心理治疗师的反移情是他个人的、无意识的对来访者的移情和投射性认同的反应方式。它反映了心理治疗师的人格，同时也向他告知了来访者的情况。移情与反移情是同时发生的共振现象，不可能只存在一个而没有另一个，是两个无意识的存在相互联系、相互影响的结果。其治疗效果与母婴交流相似：来访者的投射性认同被心理治疗师接收、容纳和思考，这要归功于心理治疗师的情感倾听和对自身所做的努力。然后，他可以把它们送回、转化，使来访者可以内化自己的经验，学会调节困难的情绪，从而改善他的人际关系。

为情绪发展有严重障碍的来访者进行心理治疗是一项特殊的挑战。那些未经代谢的创伤经历是强烈的、深刻的，与众多的求助一样，它投射到了心理治疗师的身上并形成巨大的移情，以侵入性的表现形式影响着心理治疗师的内心状态。由于情感缺失的来访者往往不知道自己是这些情绪的制造者，心理治疗师会感觉这些情绪是自己的，从而产生困惑。心理治疗师必须接受暂时成为来访者拒绝看到、想到或感受到的东西的承载者，也就是说，他必须先亲自感受、倾听和思考来访者内心最为激烈的矛盾和冲突。这是他工作中最困难、最严苛的环节。

在对疑难来访者的心理治疗中，倾听和对移情与反移情的处理是一个十分艰巨的挑战，因为这其中涉及的情绪强度很大，会令心理治疗师难以调节。如果心理治疗师的内心全面受到触动，他很快就会变得烦躁、灰心、无助，被各种负面情绪侵袭。一旦被逼到极点，他甚至会对来访者产生排斥感。如果他无法自我调节，无法为自己的反移情经验赋予意义，我们就会看到负面情绪的升级，威胁到已经风雨飘摇的治疗联盟。因此肖尔（Schore）强调，这种现象在对人格脆弱的来访者的治疗中经常出现，心理治疗师的能力并非一定是问题所在。负面情绪的强势入侵会在所有人的身上激发出强大的防御机制，包括投射性认同。心理治疗师也无法幸免于这些正常人类的反应。在来访者狂轰滥炸的投射下，心理治疗师也可能会把内心负面的部分投射到来访者身上。在这之后，两人可能都会发现自己陷入了一个用侵略性、蔑视、排斥、讽刺挖苦的语言、羞辱、犯罪感来进行自我防御的怪圈中。当这种情况发生时，心理治疗师的任务是后撤一步，将他所经历的反移情现象弄清楚，必要时可以在同事或上司的帮助下进行。如果他成功地做到这一点，就能重新获得共情，而这一危机时刻就能得到化解并实现治疗性的修复。破裂之后迎来修复，这不仅不是负面的现象，反而是这些受到巨大伤害的来访者启动重大改变的源泉，这也许是他们人生中首次体验到一种可以调谐的关系，一场真正的相遇。在这段关系中，他们首次被看到、被听到和被理解，而不是被诟病为百害无一利。

这些事件在心理治疗的过程中既无法预知也难以避免，是心理治疗的一个必经阶段。事实上，心理治疗需要先帮助这些来访者以一种非创伤性的方式体验自己的内心世界，然后再向来访者阐释过去创伤性经历的内容。通过投射性认同，心理治疗师在不知不觉中共享了来访者创伤性的情绪体验，在自己的内心深处体验到了与来访者内心相同的痛苦张力。这些时刻是心理治疗师了解来访者的必要条件。在治疗师对不自觉地、无意识地被共享的情绪进行了反移情的加工工作之后，他就能理解对方的情绪，然后帮助对方去感受。

当心理治疗师无法自我调节时，督导可以帮助他后退一步，更好地思考。督导是心理治疗师继续教育中不可或缺的工具。即使经验丰富的心理治疗师也可能会陷入使其心理能力瘫痪的投射性认同的圈圈，唯一的出路就是与另一位专业人士进行交谈。因此我们可以认识到，对这类治疗的从业人员来说，在心理治疗中长期对自己的自我做大量工作的重要性，这些工作可以帮助他更好地适应这些失调的来访者，并保持心理健康，避免职业倦怠。

▶ 第九章　苦难的起源

夜晚，像平静的大海，

深不见底，黯淡无光。

——安妮·赫伯特

当来访者前来咨询时，盘踞内心的痛苦证明了他自身内有某些他未能觉察的东西。寻求咨询的目的是解开这个心理功能的谜团，更好地界定原因。即使来访者对自己痛苦的来源并无觉知，但他的某些部分也"知道"一些事情。那些未经思考、未被感知、未被内化的东西也在他的身上留下了痕迹。当他进入一段关系时，这些痕迹会不知不觉地表现出来。治疗框架鼓励让痛苦所有可能的表现形式展露出来，这将为心理治疗师提供线索，使他能够思考痛苦的起源，并根据来访者的需要对交流进行调谐。

然而，有一点是心理治疗师不容忽视的。他认为自己对来访者痛苦的理解，可能只是他的一种思维建构，因为只有来访者自己能够在某种程度上"知道"深深烙印在他内心的这种痛苦。特别是在治疗停滞或公开表现出抵触和抗拒的阶段，心理治疗师可能很容易忘记这一点，反而会劝服自己，认为他比来访者更了解其所经历的事情，一旦来访者不按照他所想象的方向去做，他就会责备来访者的抵触和反抗。来访者的抗拒，尤其是持续的抗拒，应始终视为来访者直觉上"知道"的一种表现形式，而来访者的说法应优先得到考虑。

痛苦留下的印记可能有不同的起源，也正因为如此，它们在主体间关系中会有不同的表征和表现。斯特恩（2003）区分了无意识的主体间表现和无意识的移情表现。为此，他借鉴了认知科学关于学习的贡献。让我们来看看他给我们的启示。

意识范围之外的表现

显性知识和隐性知识

认知科学区分了隐性知识与显性知识。显性知识是指后天习得的知识。它具有象征性、陈述性、语言性和有意识的反射性。例如，在学校里、书本上、报纸上学到的东西，也包括家长和孩子之间的口传心授。显性知识以语言为媒介。

隐性知识则是非符号性、非语言性的和非程序性的，不在个体意识范围内的知识，也就是说，它不会得到有意识的思考，而是会被反射出来。隐性知识主要涉及如何与人交往的知识。例如，隐性知识决定了当别人与我们说话时，我们应该看哪里，什么时候轮到自己说话，对权威人士说话时应该用什么样的姿势，如何不直接说出口就能让别人知道我们不想再听他讲话，或者让别人明白我们不同意他的观点，但我们不想多做解释等。内隐知识还可以帮助我们知道一个人是否爱我们，我们是否应该对对方抱有期待等。而上述所有知识的习得都没有语言的参与。

它们已经成为一种反射，因此，是以非意识的方式实现的。

斯特恩指出，隐性知识不应仅仅归结于情绪或感觉的非语言交流，它也适用于我们在一段关系中可能抱有的期望，我们不一定对这些期望有所意识，但对于如何处理这段关系有一定作用。已经成为反射的动机、思维方式、口头禅、行为模式也可以归因于这种隐性知识。虽然隐性知识是非意识的，以反射的方式运作，但它也是潜在的可意识化、可言述的知识。如果一个人无法立刻对这种知识有所意识，那是因为他独立于语言的早期学习，使这种知识逐渐变成了反射性的知识。

隐性知识的习得主要发生在出生后前 18 个月的学习中，主要会修改右脑的连接，有助于情绪调节和自我的发展。显性知识的习得则开始于语言学习，主要会修改左脑的连接。然而，这两者并非此消彼长，隐性学习不会让位，而是两者并驾齐驱，同步发展。然而，隐性知识仍然是情感交流中最重要的知识，它在人的一生中都保持着它的丰富性和活力。

区分非意识和无意识

斯特恩还建议对非意识（non-conscient）与无意识（inconscient）进行区分，非意识由已经成为反射的早期程序性学习，即隐性知识构成，无意识则由防御机制作用下远离意识层面的心理表征和幻想组成。这也是精神分析中经典的无意识概念。与无意识相反，非意识的内容不是防御机制的对象；它之所以在意识范围之外，是因为它指的是在语言之外习得的并已经形成反射的程序性知识。而人们只要努力观察自己，就能对其有所意识。

我们对于如何与他人相处的直观认识，很大一部分来源于这种隐性的程序性知识。因此，按照斯特恩的说法，移情和反移情反应中的很大一部分都要归因于隐性知识，尽管这并不能涵盖全部。有些移情和反移情的表现来自无意识，即已经成为防御机制的对象的东西。

过去的无意识表现

有时，来自无意识的移情或反移情的表现，证明来访者在心理治疗师身上投射了来访者父母的形象，并在治疗关系中再现了与他们的冲突关系。弗洛伊德在为探索无意识和压抑机制而进行的几次治疗中已经识别出这种现象。主体的某些经验被表征出来，随后这些经验被推离意识范围，退回到无意识中。被压抑的东西会在口误、行为上的疏忽、梦境和移情的表现中回归。在这里，被压抑的东西会被保存在主体的心灵装置内，主体可以通过意识的觉醒和放弃防御机制触及这些内容。

无意识的幻想表现

梅兰妮·克莱茵针对幼儿进行的治疗揭示了幻想对于心理功能和心理疾病发病率的重要性。通俗地说，"幻想"一词是指有意识的想象（如性幻想）。但在精神分析中，它的含义完全不同。在精神分析的概念中，幻想是指在无意识领域中占据主导地位的感性思维，是为情感和关系经验赋予意义的一种尝试。它是如何发展的呢？从各种各样的身体感受和人际交往中诞生的经验，首先在记忆中留下痕迹。这些记忆痕迹来源于现实，本质上是感官、感觉和动觉层面的，而非心理层面的。例如，孩子喝的奶水的温热感和香味，与母亲的体味相混合，再加之母亲手势的柔和、声音的响亮、目光的强烈、饥饿感被逐渐安抚的感觉、环境的光线等。在这个例子中，记忆痕迹是喂养经验的初级表征，但它还不是思想。随着这种大体上差不多但每次总是有一点儿不同的经验的不断重复，这些记忆痕迹会相互吸引、融合，产生一种原始的思维形式，它与感觉和情感很相似，已经接近思想了。在这个层面上，视觉、触觉、嗅觉、听觉或动觉的心理意象可以在缺乏现实生活经验的情况下产生。这些意象表现为纯粹的感觉，仍然无法言述。在喂养的例子中，婴儿会用舌头或橡皮乳头模仿被喂养的经验。在现实中，这种原始的思维方式能帮助孩子在饥饿得到缓解前进行等待。

幻想是许多这些无意识的感官意象的结合。因此，它代表了一种更进一步的思维形式，一种不考虑逻辑性和时间性的意象思维。这就是右脑情感思维的形式。还是在之前喂养的例子中，婴儿对什么是"妈妈"会有一个最初的表征，这个表征会印上"妈妈"当下的情绪状态，时时刻刻会发生变化：如果他吃得饱饱的，处于一种幸福的状态，他就会幻想一个柔软舒适的"好乳房"，但如果他被饥饿引起的不适感吞没，他的幻想会是一个让他内心遭受折磨的"坏乳房"。

简而言之，我们先有了由生理感觉构成的、由真实的刺激所触发的记忆痕迹，接着有了同样由感觉构成的但没有外部来源的心理意象，最后有了这些心理意象的混合体——幻想。我举了喂养经验的例子，但孩子的所有情感经历也都是如此。

在孩子 2 ~ 7 岁间，幻想思维在孩子有意识的思维中占据主导地位。因为左脑的逻辑思维还没有发育完善，所以孩子通过一种带有他的投射和情绪状态的幻想视觉来解释和理解环境。然而这些幻想的解释并不能让孩子真正地得到平静，反而助长了他的非理性恐惧。例如，当我第一次见到的一个前来咨询的 4 岁的孩子时，他看到了我的淡水珍珠项链，并对我说："你有一条牙齿做的项链！"我可以从这个幻想中感受到他对见到我的恐惧。年幼的孩子如果被战争、恐怖屠杀或血腥杀戮的故事困扰，就往往会被错误地评断为性情暴戾。相反，这些编造的故事往往表达了孩子对周围世界的深刻恐惧。

处在潜伏期的孩子（在 6 ~ 10 岁之间），幻想思维与逻辑思维开始并存。孩子开始质疑自己有意识的幻想，并常常通过对理性论点的坚持让自己安心。在一次访谈中，一个 7 岁的小女孩批评了自己想画黑色花朵的冲动，她说："黑菊花压根不存在，不是吗？"我只需要对她说："的确不存在，但在我们的脑海中，它们可以存在，一切都可以存在于我们的思想中。"然后，她就开始作画。这是她在向我表达是什么让她内心受到折磨的方式。我们知道这个年龄段的孩子很喜欢讲可怕的故事来吓唬别人，随即又立刻高声地说这些东西根本不存在，并嘲笑那些相信这些故事的小孩子。我们很容易就能感受到他们为了说服自己幻想的不真实性而付出的努力。

随着孩子进入青春期，幻想思维会逐渐被压抑，在意识领域中留出更大的逻辑和理性思维的空间。成年人有意识的思维多被逻辑把控，但幻想并未就此消失。它以无意识的感性思维为特征，继续影响着人的信念、行为以及情感半脑中隐喻和意象思维的产生。正因为它们在发挥作用，幻想才会造成一些不自觉的痛苦。在心理治疗中，幻想可能是移情的起源，通过将迫害性、恐怖性或理想化的内容投射在心理治疗师的身上而得以表现。心理治疗师可能会被看作一个无情的审判者、一个伤害或剥削别人的刽子手、一个全能的人、一个潜在的引诱者、一个要除掉的对手等。移情的幻想表现可能承载着来访者被割裂和被否定的幻想部分，并通过投射性认同投射到心理治疗师的身上。心理治疗师就会发现自己被实际上属于来访者的情绪入侵（认同混乱）。移情的幻想表现也可能来自来访者被压抑的俄狄浦斯幻想。来访者的意志和情感就会通过投射注入心理治疗师，但不会混淆认同。在这种情况下，心理治疗师并不觉得别人投射给他的东西就是他自己的。由于儿童有意识的思维以幻想为主，所以对幼儿的心理治疗是对心理治疗师的挑战，因为心理治疗师的工作对象是以逻辑为主的成人思维。他需要恢复对这种原始的语言形式的敏感性，才能在年幼来访者的情感世界中与来访者会合。

未表征的肢体记忆的表现

痛苦也可能植根于早期的从未被心理化的经验。这些经验会让人感到空虚，思想空洞，而当这些经验与环境相遇后被再次激活时，身体就会吸收情绪的张力。这可能会导致身体出现一些症状，有时甚至是慢性疾病。在下一章中，我们将进行更深入的讨论。

找出痛苦的根源

我们无法预先辨别移情性的表现（过去被压抑的无意识、被割裂和被否定的无意识幻想）是来自非意识，还是来自对身体造成影响的未被表征的痛苦。只有在长时间内通过一系列连续的访谈，进行情感的倾听和观察，才能让我们了解痛苦的本质。每个人都会遭受不同类型的痛苦和症状，甚至同一个人身上可以同时存在几种痛苦和症状。因此，心理治疗师必须认真倾听，关注来访者的联想，注意来访者是如何从一个想法发展到另一个想法、从一个动作转向另一个动作的，要注意语言表达时的语塞、情绪的起伏、为压抑或排解情绪所做的努力、与治疗师的相处方式等。通过观察来访者的心理功能，他才能了解来访者痛苦的无意识根源。

心理治疗师还必须尝试按照时间顺序溯源来访者的痛苦。痛苦可能是由于来访者目前的处境、生活条件、多少令人不满的人际关系、孤独、与自己的基本价值观相去甚远或相悖的工作、挫折、最近的创伤所造成的。这决定了干预的紧迫性。但是心理治疗师必须始终牢记，当前的痛苦不可避免地带有过去未能得到充分治疗的心理障碍的印记。痛苦的根源可能要回溯至来访者的青春期。青春期是建立自主性条件（与父母的分化与分离）的时期，也是与相异性和代际差异相关的成人性征的建构期。当这些领域成了一个人痛苦的源泉时，就必须设法找出他在青春期经历过哪些冲突，抑或是缺少了哪些冲突。痛苦也可能来源于童年，来源于未能化解的俄狄浦斯冲突、竞争性和性别认同等问题。在社会化的道路上，在求学的历程中，他又遇到过哪些困难？这一时期的生活对身份认同的建构和本能冲动的整合至关重要。最后，痛苦的起源甚至可能需要追溯到语言习得之前的时期。而要辨别这种痛苦的起源则需要更多的时间，来访者也确实没有能力言述，因此，它只通过反移情中感受到的共鸣或肢体表现出来。

主体间和内心世界

所有的相遇都会涉及两个人，每个人都有自己的过去、隐性知识、内化的人生经验、冲动世界，以及由从未被心理化但会产生影响的要素和（或）原因不明但产生影响的内心冲突组成的无意识领域，这些因素和（或）冲突的影响是他感觉到的，但其原因是他无法理解的。所有这些元素构成了他的内心世界。心理治疗师和来访者正是与这个大体无意识的内心世界建立了关系，建立了一个主体间的交流网络，并不可避免地受到各自内心世界的影响。

主体间性的时间维度：当下

在心理治疗中，正是主体间相遇在连续的当下中的发展，才让治疗师有机会进入来访者的心理世界。来访者对心理治疗师干预的反应时时刻刻都在为心理治疗师提供线索，以明确找出其痛苦的无意识起源。这些反应很可能是不由自主的；这种反应可归因于当下的主体间交流。它们也可能是过去或幻想的移情表现。由于这些移情性表现来自来访者的内心世界，与心理治疗师当下的意志相悖，会让治疗师感到意外。心理治疗师立刻知道其中的含义，但是来访者的这种不和谐和误解，为他提供了关于来访者情绪调节方式和内心冲突的线索，也告诉他来访者人生中最初几次主体间关系中可能缺失的东西。简而言之，这使心理治疗师能够进入来访者的内心世界。心理治疗师在提出自己的观点之前，一定要先倾听来访者的观点，这一点很重要，因为这符合来访者当下对自己的心理现实和这段关系的感受方式，即使心理治疗师可能无法认同来访者的观点。心理治疗师应将自己的观点作为建议仅供来访者参考，让来访者有接受或拒绝的可能。来访者对心理治疗师干预的反应也可能是对心理治疗师自身移情表现的回应，这些移情表现来自心理治疗师自己的内心世界。当这种情况发生时，心理治疗师的冲动性和自发反应会让自己感到错愕，并警告他自身有什么东西在干扰沟通，需要他进行处理。

主体间性的空间维度：主体间场

在主体间相遇的过程中，有几件事情在隐性层面发生。来访者和心理治疗师在通过语言交流的同时，许多情绪、感觉和非语言信息也在他们之间传递。这些非语言因素促进了有意识和无意识的交流。从无意识交流的角度来看，心理治疗师与他的来访者共同创造了一些东西，一个共同的、共享的心理空间，各种力量赋予了这个空间一种动态的性质。这是无意识与无意识之间的沟通，其中有一些表现为心理治疗师所熟知。例如，心理治疗师经常会观察到，他只要想到某件事，无须语言表达，来访者就会开始谈论这件事。在观察督导对于治疗发展所产生的影响时，还会发现另一个经常发生的这种无意识的动态性的例子。在督导环节中，心理治疗师在督导的帮助下阐述自己的想法，调整自己看待和感受来访者的方式。当他们再次进行访谈时，心理治疗师会惊奇地发现，来访者以一种新的姿态呈现在自己面前，心态变得更开放，或者访谈一开始，来访者竟开始讲述心理治疗师自己与督导谈论过的问题，仿佛目睹了督导与被督导者之间的交流。为了解释这种主体间性的"空间"现象，包括 W. 巴兰格和 M. 巴兰格（W. Baranger & M.Baranger，1985）在内的一些理论家开创了精神分析场的概念，这与比昂提出的心理治疗中主体间相遇时发生的隐性事件是一致的。

在访谈过程中，两个心灵散发出来的 β 元素都"在空气中"，在来访者和心理治疗师之间的"场"内。两个躯体、两个心灵都能感知它们，并被它们所影响。有些 β 元素是在场的某个人产生的投射性认同的对象。其他的 β 元素则被产生 α 元素的两个心灵转化。它们大多是非意识的，只有当意识状态发生改变，在冥想状态下的白日梦中，才能对其有所觉悟，访谈过程中产生的许多这类意象可能都不在个体意识范围内。然而这些意象对理解主体间场中所传达的内容至关重要。幸运的是，我们可以利用比昂所说的"叙事衍生物"，即自然的口头表达、陈述的事实和出现在来访者言语中的人物。来访者会谈论起他的配偶、上上司、婆婆、同事，这并非偶然，也不纯粹源于有意识的意志。在构成来访者日常生活的诸多事件中，他选择告诉心理治疗师的内容，传达了他在这个当下所经历的情绪，而这些情绪关系到他们已经建立起来的良好关系。

下面是一个叙事衍生物的例子，它可以帮助心理治疗师了解他与来访者在这段关系中经历的事，虽然他们双方都未曾谈及。一位女性来访者，自己也是一位心理医生，在我的语音信箱里给我留言，让我给她回电话。当我们在电话中交谈时，她要求我改变访谈时间。由于她经常取消预约或者没有任何正当理由就提出类似要求，所以这次的提议让我有点儿恼火。由于时间紧迫，我又不想在电话里草率处理这个问题，我压抑了自己烦躁的情绪并答应了她的要求。于是来访者在新约定的时间出现了，并说起了她的一位来访者，她的来访者来看诊的时间对她来说很不方便。这让她很恼火，但她不敢告诉她的来访者。她的来访者让她很生气，她在时间表里排不下这位来访者，她宁愿这位来访者自行离开。听着她的话，我感到自己的内心愈发不安。我的来访者的来访者，这个角色来到了治疗场中，让我们之间的张力凸显出来，而这一点还未能展开。我的来访者是否察觉到了我对她的恼火？我的这种懊恼情绪来源于哪里？我为什么不能直接指出她一再要求更改日程从而触发了我对她潜在的攻击性？我隐约地窥见我内心与这位同为心理学家和心理治疗师的来访者之间的某种竞争性，这让我感到羞愧。这种竞争性表现为我过于频繁地进行干预的倾向，似乎要向她表明我很理解她。而她常常会让我感到怀疑、无力，让我质疑自己的能力。与她的治疗结束后，我对自己的治疗工作仍在继续；我在自己的过去中找到了这种竞争性的根源，这有助于帮助我放松，重新找回对她的共情，对她的批评也不再那么恐惧。这之后，我就可以坦然地公开讨论她一再的非分要求，这样也让她有机会向我表达她怕我认为她能力不足的恐惧。

在访谈中经常会发生一种情况，来访者本来想谈的是某些事情，却出乎自己意料地谈了一件又一件其他事情。语言表述被情绪世界引导和驱动，但情绪世界大部分的活动都不在个体意识范围之内。请记住：肢体先说话，之后才轮到语言。访谈期间，那些表述中出现的人物进入场中，这些人物可能来源于一条人际关系叙事的重要矿脉，并携带在访谈过程中受当下情绪反应影响的两个心灵相遇时产生的 α 元素。这些人物表现出被隐性感性思维的初级过程支配的一系列表征。

心理治疗师需要关注这些人物的出现，这些人物被认为是来访者用自己的方式感受治疗关系时的心理产物。叙事衍生物时刻从治疗师未知的角度向他指出场内发生的事情，而由于这是非意识的，心理治疗师必须进行内化和加工，才有可能对场内的情绪进行真正的转化。这些叙事衍生物还能帮助心理治疗师识别相互的投射性认同。此外，它们也是一种工具，可以将治疗中两人间发生的事情以可以分享的形象和故事的形式传达出来。有了它们，心理治疗师才有可能分享、讲述和转化治疗中来访者心灵的初级状态。

倾听的层次 [36]

在访谈过程中，双方都被激起了一系列的情绪，其中很多情绪都属于非意识的情绪。心理治疗师必须努力倾听自己和来访者意识范围之外的体验。他还必须努力辨别这些情绪的来源，识别这些情绪到底是由来访者、当前的关系，还是由来访者过去或幻想的移情表现所引起的。他必须关注自己与来访者之间一连串的情绪和关系运动，面对过于激烈的情绪和恐惧心理，双方都会进行自我防御，都会努力发展各自的心灵。这意味着心理治疗师的倾听必须同时在几个层面上进行。

主体间的倾听

在治疗过程中，投射性认同是相互的、交叉的，所以心理治疗师在访谈过程中要非常重视自己的心理活动，以及作为一个参与者、观察者的经验，以试图了解治疗场中发生了什么，哪些东西无法得到适宜的表征。他的倾听必须首先位于主体间性的层面，因为他必须始终意识到，在治疗性的相遇中，心理治疗师与他全部的心理活动都在场中。如果他感到疲惫，被个人问题干扰，对来访者所说的话感到厌烦，无法将侵入他的原始情绪进行心理化，那么他就无法对治疗场产生影响。

心理治疗师要全盘接纳来访者的看法，因为这能告诉他，自己与来访者关系的本质。尤其是严重受创的来访者，他已经形成了一种能够识别对方身上会威胁自己的心理状态的高度警惕性，所以当心理治疗师走神或未能与之调谐一致时，来访者总是能"知道"。他在心理治疗师的身上察觉到的情绪活动大多都是准确的，即使他对情绪活动的解释可能带有强烈的自己的投射。通过他的言语讲述和言述中出现的人物，他其实向心理治疗师传达了他反感或无法忍受心理治疗师所说的话。这就给心理治疗师提供了线索，让他识别出自己没有听到或不想听到的东西，以及来访者向他投射的，让他无法忍受和心理化的情绪。例如，当来访者在谈论疏离和心不在焉的配偶时，心理治疗师要把这些信息首先当作讲给他自己听的，并要努力让自己更加专注，更愿意倾听。同样，在心理治疗师做出解释后，来访者的回答往往与干预对他的影响密切相关，我们应予以十分的关注。心理治疗师如果能在来访者情绪上做好倾听准备的时候，提出准确而合理的解释，就会使来访者产生惊喜感，继而使之在面对新的谈论话题时，感到安心并保持开放的心态。

主体间性的倾听并不排斥其他层面的倾听，即对过去和幻想的移情层面的倾听。心理治疗师与来访者当前的关系状况需要被纳入考量，但心理治疗师也要对来访者的个人历史及其对来访者反应方式和人际关系处理方式的影响，以及来访者对心理治疗师的投射性认同有深入的理解，以更好地理解来访者的反应。

倾听过去

来访者对进入场中的人物的谈论方式，除了能让心理治疗师了解场内发生的事情，还能帮他识别来访者的历史要素。例如，来访者描述上司的方式可能传达了他对父亲形象的情感和相关经验，而他处理婚姻关系的方式可能植根于他早年与母亲形象的关系。

讲述的事实反映了来访者在整个成长过程中的感受、经历的冲突和习得的防御策略。在这一层次的倾听中，倾听过去占据主导地位；来访者的陈述被认为是与过去真切经历过的现实（外部或心理现实）相关的事实，这属于主观感受，因此多少会被幻想扭曲。心理治疗师试图重建这些历史事实，将那些被压抑、被否定或被割裂的东西纳入考量，以理解症状背后那些错综复杂的意义。

倾听幻想

进入场内的角色也能反映出来访者内心与内化客体的关系和他的幻想。陈述的事实是一种变相表达自己幻想的方式，是自己感知内化客体的方式。它是一种具有影响力的、等待着被解释的内心现实。心理治疗师在其中寻找的是与攻击性、破坏性、施虐、嫉妒、贪婪、害怕被报复、引诱幻想等相关的原始焦虑。接着，心理治疗师将重点放在解释上，希望通过意识的觉醒改变和减弱这些根深蒂固的焦虑的强度，缩小幻想世界与现实之间的差距。

在访谈过程中，3 个层面的倾听必须同步进行，因为来访者的反应融合了其对当前关系的感受方式，以及对过去和幻想的移情表现。具体的情境会引导心理治疗师在理解该特定时刻场内发生的事情时应该着重关注哪个层面的倾听，以及哪个层面应指导心理治疗师的干预或帮助他重新聚焦倾听。

案例

今年，我宣布将于年底停止临床实践并正式退休。在随后的一次访谈中，一位来访者告诉我：“上周，当我告诉你，没有你我无法继续，我会力不从心时，我感到你很生气，甚至是很气愤。”我立刻扪心自问：她是不是从我的非语言态度中觉察到了我未能觉察的东西？这也不是不可能，因为这个来访者无休止的抱怨的确让我恼火。因此，她极有可能可以从我的语气中察觉出我的恼怒。也可能是因为我明知这个来访者还在经受痛苦却依然宣布终止执业，我的恼怒是为了避免负罪感而进行的自我防御。这就是我进行的主体间倾听，但这点我会暂时放在心里。

我欢迎来访者进行评论，这能帮助我加工自己的想法。于是，我问她为什么觉得我很恼火。她回答说，因为我告诉她，她只要找别人咨询就行了。她以为我对她这么说是因为我觉得她老是黏着我不放，我受够了，觉得她已经无药可救，总是在相同的问题上徘徊、周旋。她确实了解我内心的某些状态，所以她说对了一部分。但是她复述的方式让我很震惊。的确，我告诉过她，她可以请教我的同事，但不是像她所说的"只要找别人咨询就行了"。我想到了她的母亲。儿时的她会紧紧地拽攘着母亲的裙子，而她的母亲对她的要求很不耐烦，只希望她能赶快长大。我从其中听到了一种对过去的移情表现：她把她和母亲一起经历的关系模式转移到了我的身上。这就是我对过去移情的倾听。在这里，我们看到了对主体间性和移情的两种倾听是如何交织和重叠在一起的，而没有相互排斥。

当说道她始终因同样的问题而纠结时，她那种恼怒的语气也触动了我。我心里想：她责怪我对她发火，可能是对我投射了自己的愤怒，投射了自己生活不尽如人意的气愤。她可能对我感到羡慕，因为除了她，我还有自己的生活，退休后可以投入其他我所热衷的活动中。她很生气，因为我没有帮她神奇地走出依赖，没有赋予她我的力量，而她十分羡慕也经常谈及我的活力。这，就是我对幻想的倾听。

在之前的访谈中，在进行干预时，我的确感到恼火，但同时我也记得，当时我敏感地觉察到了她对即将到来的分离的恐慌，并担心她的病情。因此，我的干预比她所说的要复杂、细致得多，而在她看来，我的干预只是一种咄咄逼人地打发她离开的方式。当时我的话让她感到一种压迫性：我的表述中确实有恼怒的成分，但还有共情，因为我并未忽视分离对这个来访者来说是一个刺激，我也并未忘记她来找我的目的，用她自己的话说，"学习如何分离"。我了解她，我知道分离的困难来源于愤怒，来源于对她的母亲的怨恨，她的母亲因为太过专注于自己，而对她早年的不安全感未能给予足够关注，这种怨恨在移情中再次重现，而我们还没来得及处理这一问题。我知道，治疗即将中断的前景会使她再一次陷入长期以来一直回避的焦虑之中。我十分真诚地向她提出，我想给她一个机会，让她对我生气，向我表达情绪，并且她会看到我没有怨恨她，这应该有助于她对自己的分离障碍进行加工处理。

在开展了这些心理加工的工作之后，我意识到自己在这次交流中的那份烦躁，我不想让她承担全部责任，所以我选择在这一刻不做任何解释，既不解释对母亲情感的移情，也不提幻想。但我再次提醒了她我干预时说的话，并且几乎一字不差地复述了一遍："你这么说给我的感觉是你已经无法想象没有我的生活，好像我是唯一能够帮助你的人，除了我，再没有其他的治疗师能够倾听你的声音。我知道治疗的中断对你来说很艰难，我知道我们还没有完成你对生活的恐惧的探索。如果你真的觉得没有心理治疗师的帮助就无法继续下去，我可以给你推荐几位可以继续为你提供治疗的人。"她听了我的话，沉默了几分钟，我对她这样的沉默十分尊重。然后她说："我恨你离开我，我也嫉妒你。但我不会去向其他心理治疗师进行咨询。我知道，一直以来，我与你一同面对困扰了我一辈子的问题，就是分离的障碍。我来找你，就是来学习如何分离的；现在，正是解决这个难题的机会。"

▶ 第十章　思考病躯

TEN

灵魂通过躯体呼吸，

痛苦，无论是源于体肤，还是心理意象，

都真切地发生在躯体上。

——安东尼奥·达马西奥

在心理治疗中，我们经常会与有各种身体症状的来访者合作，比如过敏、慢性病或者反复复发的轻症。人们往往不会为此向我们咨询，他们认为自己的身体状况与需要接受心理治疗的问题毫不相关。有时，我们也会遇到一些身患严重身体疾病（甚至是致命的疾病）的来访者，他们咨询的原因是希望在这种考验中获得陪伴和支持，他们中有些人会表示希望赋予自己的遭遇以意义。

在长期的心理治疗过程中，如果我们相信心身医学对健康和疾病的观念，就很难忽视身体上的痛苦。经过观察，我们发现这些痛苦往往会在治疗过程中的特定时刻表现出来。在这种情况下，我们应该如何看待躯体的症状和疾病呢？心理在疾病发展中发挥什么作用？我们是否应该尝试为这些身体疾病赋予意义，即使来访者自己并未要求？我们是否可以期待改变的过程能够对症状的发展产生影响？这些问题没有唯一的答案，因为我们必须考虑到每一个病例的独特性，考虑到来访者的心理加工能力、动机、症状程度、症状表现形式和年龄。本章的目的是引发关于症状起源的思考，在心理治疗的框架下思考躯体和心理之间的联系，同时提出一些干预的线索。[37]

身体、情绪和思想

我们常说，精神上的痛苦证明了某些东西未能被心灵觉察，我们可以通过表征和心理加工的工作赋予其意义，以缓解这种痛苦。但在这之前，人必须首先能触达自己的情绪。当情绪遭到压抑时就无法被触及，人就不能开展赋予情绪以意义的工作。被压抑的情绪使身体处于一种紧张状态，由于这些情绪没有参与任何表征活动，身体就处于一种无法被心理化的紧张状态中。所产生的思想就被切断了情感根基，失去了本应发挥的作用。因压抑情绪而导致的痛苦会使心理治疗中赋予意义的工作变得十分艰难，因为通往痛苦的道路被切断了。

心身医学临床观察发现，因压抑情绪而导致的表征活动障碍会促进身体症状或疾病的发展。[38] 因此，身体症状或疾病的出现，会让人怀疑也许存在未曾想到的难以表征的精神痛苦。[39] 临床观察还发现，即使表征已经形成，心理加工工作的障碍有时也可能是身体症状的根源。这些症状与其他疾病的症状表现方式完全不同。

无论躯体化是源于表征的缺失，还是源于心理加工的障碍，这里涉及的是个体的心身健康，即他目前的应激状态、管理情绪和抵御情绪的方式、对表征活动所产生的思想的容忍能力，以及他的心理组织中因早期缺陷而较为脆弱的区域等。正如我们所看到的，这其中涉及的因素是多重的，也是复杂的，而所有这些因素都可能阻碍身体和心理两个方面的治疗进程。例如，一个人之所以生病，可能是因为他为避免受到某些思想的影响而进行了自我防御，或是因为他有太多难以表征的情绪，抑或是因为他受到不良关系的侵害，使他长期处于压力状态。幼儿时期的创伤也会影响心理的发育，使人更容易受到身体疾病的影响。这些童年创伤也可能让身份认同中没获得意义的那部分最终表现为身体的疾病。我们如何区分这些风险因素呢？在心理治疗中，我们如何处理由此产生的身体症状？最重要的是，这样做是否有意义？我们来看看长程心理治疗中最常见的一些情况。

压抑思想引起的症状

转换症状

弗洛伊德是历史上首位在治疗歇斯底里症来访者时，将转换症状看作无意识内心冲突的表现的心理学家。他观察到，在这些来访者的身上，被超我批判谴责的心理表征已被压抑到无意识中。当这些表征试图在意识领域中重现时，它们会被压制，这就阻碍了心理加工的工作。这时，身体就会出现一种症状，即所谓的转换症状。它是冲突的象征，同时又阻止表征进入意识。例如，一位女士，她与自己的母亲有竞争性，她的母亲得了肺病，通过对母亲肺病的认同，她可能也会出现久治不愈的咳嗽，但其实没有患病。通过对母亲不适症状的内化，来访者取代了母亲的位置，但在这个过程中也同时惩罚了自己。因此，咳嗽这一生理症状，既表达了想取代母亲在父亲身边的位置的罪恶欲望，又有禁止这一欲望实现的想法。弗洛伊德在这些症状中看到了歇斯底里人格的特殊性，但如今我们知道，这种躯体化可以发生在任何人格结构中，只要这个人有发展良好的可以产生表征的心灵。

转换症状的特点富有意义：身体象征性地表达了先是被表征然后被压抑的年幼时的冲突。这也是转换症状与其他由于压抑情绪而出现的生理症状的区别，而压抑情绪是一种阻碍表征发展的机制。转换症状具有其特殊性，可以据此对其进行鉴别。首先，它始终是一种生理功能障碍，而非器质性疾病：想象力用身体来表达一些东西，但又不会让它真的生病。注意：这既不是虚邪，也不是来访者有意识的操纵；来访者身体功能的确失调了，但却不知道是什么原因导致的。另一个特点是，它出现的地方具有象征性，因为它必须同时象征罪恶的欲望和禁欲。例如，功能性失明表达了对看的欲望和禁欲，功能性瘫痪可能表示害怕超越某个对手而拒绝前进等。此外，这种症状总是能被看到，因为它的功能是向他人传递一个信息。因此，它会优先抵达肌肉、感觉器官，但绝不会影响到人看不见的内脏和不能被抱怨的器官。另外，转换症状具体地、身体力行地表达了可以用言语表达的东西。例如，腹泻或呕吐可能表达的是"我排斥你给我的东西"，失明可能意味着"我不想看到这些"，意识丧失表达的是"我不想意识到这些"，双腿麻痹则是"我对自己前进的欲望感到内疚"等。与疾病不同的是，转换症状往往不稳定；它时而出现，时而消失，也往往可以确定是由哪些关系或情绪因素所引发的。此外，它对任何医疗手段都有抵触情绪，而对一定条件下展开的心理治疗则有良好的反应。

转换症状心理疗法

转换症状的发生意味着表征被压抑。在心理治疗中，让思想随心所欲地浮现在脑海中，理论上就可以通过联想链开展心理加工的工作，从而找回这种被压抑的表征，使症状的意义得以显现。但临床经验表明，要想做到这一点，必须在症状出现后即刻开展治疗，因为它往往会给来访者带来次级获益，而这会使意义更加难以挖掘。如果治疗得早，当它所产生的痛苦大于尚未出现的次级获益时，心理治疗就会奏效：当事人意识到引发痛苦的冲突时，症状就会消失。相反，如果不及时治疗，来访者就会对赋予意义的工作产生很大的抵触情绪。因此，转换症状被认为是精神科的一种急症。

转化症状在儿童精神病理学中频繁出现。因此，儿童心理治疗师会经常面临这样的问题。次级获益和干预的紧迫性对于儿童来访者也同样适用。

压抑导致的疾病或症状

有时，表征活动无法展开，要么是因为感觉太过强烈不受控制，要么是因为心灵发展不足，无法将其转化。在这种情况下，人会通过冲动的举动排解情绪，比如打人、喊叫、激动。这种举动的好处是可以暂时缓解身体上的紧张情绪，但由于绕过了表征活动，这种情绪舒缓只是暂时的。

面对无法控制的情绪，人也会采取压抑情绪的方式。压抑是一种防御机制，它阻止了人对情绪的意识觉醒，扼杀了即将萌芽的感觉。如果人试图压抑而不是容纳感觉，也就不可能产生表征活动。情感与心灵之间的纽带就被切断了；有意识的思想被割断了情感的根基，这种思想只是理性的，无法用来开展赋予意义的工作。与冲动的举动相反，压抑会使身体处于生理的紧张和压力之中，如果持续时间过长，就会导致身体产生某种症状或患上某种疾病。[40] 这就是一个人因压抑情绪而生病的原因。

更容易将压抑情绪躯体化的个体

临床观察发现，没有发展出对自己的情绪开展心理工作能力的人，会更多地采用冲动的行为和压抑的方式来维持内稳态。因此，他们在情绪超负荷时，罹患身体疾病的风险更大。皮埃尔·马蒂（Pierre Marty）是一位与这类来访者广泛合作的精神分析学家和心理医生，他观察到这类人群心理功能的特点是想象力匮乏，思维与情感相脱离，更依赖于具象和逻辑，这种思想被称为"操作性思维"。[41] 美国的几位生理学家观察到，这些人患有词语失调，即缺乏表达自己情绪的语言。[42]

马蒂还观察到，在身体疾病出现之前，这一人群会有一种特殊的精神状态，其特点是对生活和人际关系失去欲望与兴趣，以及生命活力的下降。他认为这是一种没有对象、没有心理表现的抑郁状态。这可以解释为，与情绪脱节的人只表现出抑郁症的生理症状（缺乏活力、失去兴趣和性欲、失去生命力），而没有抑郁症所特有的思想和情感（自我贬低、内疚、自杀念头等）。这让人联想到在被遗弃和情感缺失的婴儿中会观察到的住院综合征（hospitalism）。这些婴儿的抑郁情绪表现为对什么都提不起兴趣，这可能会一直持续到生命的终点。所以，马蒂把这种状态称为"本质性抑郁"，因为这种状态在心灵发展之前就出现了，我们从中看到了抑郁症的本质。根据他的观察，正如患有住院综合征的婴儿一样，这种状态的发生一定预示着心身的紊乱，如果个体得不到心理上的帮助，就会导致潜在的致命性疾病。

由于来访者对自己的症状或疾病中可能蕴含心理问题这一点没有任何直觉，这些操作性思维者很少主动咨询心理治疗师，往往只有在医生的建议下，才会选择这么做。

通过将压抑的情绪躯体化调节内稳态

虽然存在这样的操作性思维，但并不是只有他们才会将压抑的情绪躯体化。其实，每个人都可能会利用这种防御机制，尤其是当强烈的情绪超出自己的心理化能力，内心一下子承载太多的紧张情绪时。罗西恩·德布雷（Rosine Debray，2002）从每个人都可能出现的良性疾病的发展中，看到了每个人调节情绪的方式。在日常生活中，我们会使用一些工具来调节内稳态，如表征活动、行为行动和防御机制。在所有这些手段中，表征活动最为有效。然而，表征活动以及由此而产生的心理加工需要时间和能被承受的情感负荷。当时间不够、情绪过于激烈时，或者当我们正在经历一个重大的压力期时，躯体化会让紧张的情绪迅速疏散，因为疾病会促使我们休息。当紧张情绪得到一定程度的缓解后，就可以继续进行心理加工的工作。

暴力的躯体化

克里斯托夫·德约尔（Christophe Dejours，1989）认为，大多数通过压抑情绪而进行的躯体化都是从暴力开始的。为了进一步论证这个假说，他利用了生物学关于本能暴力的知识。某些暴力性质的本能行为，是以遗传程序的形式被刻录在染色体中的。这类行为是为了个人和物种的生存，进行自我防御。在受到威胁时，这些行为就会自动觉醒。然而，社会生活禁止这些行为的直接表达并强加了表达的场所和方式。因此，个人不得不寻找其他更适合自己的方式，包括精神和幻想的途径。而在这方面发展较差的人就会处于不利地位，因为他们注定要更多地采用压抑的手段来适应这个社会。

此外，这些被遗传程序化的本能行为模式会在快速眼动睡眠阶段被重新激活，这可能是为了防止它们的消亡。这就意味着，即使是心理化功能良好的人，本能的暴力也会在静默时活跃起来，如笼中之虎。

心理治疗中的压抑

当躯体化源于压抑时，由于不再有表征活动，心理加工的工作就无从下手；痛苦与其心理根基被彻底割裂。那么在心理治疗中，我们该如何走近潜在的心理痛苦并从中领悟意义呢？踏上这样的征程是否有意义？之所以问这个问题，是因为如果一个人诉诸压抑的时间太长，导致身体上的疾病已经发展到了一定的程度，我们会认为作为疾病根源的心理痛苦已经令其无法忍受。试图让这种痛苦再现，不是徒增人的痛苦使其陷入死胡同吗？

在开始寻找意义之前，心理治疗师必须对不同的情形逐个进行分析。首先，心理治疗师必须评估来访者的表征能力，并考虑到来访者探索其痛苦的动机。其次，心理治疗师必须考虑干预的背景，因为探索这种痛苦的根源可能需要时间。如果出于行政安排或其他原因，心理治疗必须在时间上有所限制，那么最好不要再揭开躯体化背后的潜在伤口，因为痛苦可能无法在指定的时间内得到控制和充分的加工。最后，心理治疗师必须自问，自己是否具备处理此类症状的能力，这些症状往往充满被压抑的暴力。这些技能不仅体现在知识方面，更体现在情感能力方面。事实上，为了支持那些将不得不直面强烈而痛苦的情绪的来访者，心理治疗师在对自身的心理治疗中，必须先驯服自身的暴力。

操作性思维来访者的情况

来访者的心理加工能力将引导干预进行。当操作性思维来访者前来咨询时，他多半是在医生的建议下进行的，但他并不理解为什么要来，因为他没有直观地感受到自己在患病前内心就存在心理不适。他认为疾病仅仅是生理层面的问题，甚至认为心理咨询太过荒谬。如果他依然前来咨询，那是因为他十分信任自己的医生，但他是被动地接受心理治疗，等待心理治疗师能奇迹般地治愈他，而他自己却没有被动员起来。

在这种情况下，心理治疗会变得很艰难。首先，心理治疗师必须保证与医生有良好的合作，因为医生始终是来访者的引荐人。为了帮助来访者，医生就要倾听并接受来访者对身体痛苦的倾诉。他们遭受心理痛苦却不自知，也无法用语言来表达。他们唯一的表达方式就是谈论自己的身体疾病。而在这个层面上，他们很健谈，能把症状描述得很详细，而且在每一次访谈中都会喋喋不休，重复相同的内容。往往是这个特征最终让医生心累，所以医生才决定将其转诊心理治疗。对于这类来访者，情绪调谐包括倾听对躯体的抱怨，并将其视为精神痛苦的表达。由于这类来访者往往轻视心理干预，因此让他们感到自己的身体病痛得到了重视，可以促进治疗联盟的建立。

但是，心理治疗师是否应该试图为他们的身体症状赋予意义呢？这些操作性思维来访者往往经历过重大的情感缺失，其潜在的创伤是巨大的、极其痛苦的。当他们进行咨询时，他们不是要求心理治疗师帮助他们应对这方面的问题。他们也不要求了解疾病的起源；他们只希望症状消失，至少从意识中消失。心理治疗师必须注意，不能以赋予意义为目标。如果来访者不愿意揭开伤口，心理治疗师就不要试图这么做，因为身体的痛苦比揭开伤疤所引发的痛苦更能被忍受。如果心理治疗师试图将他们带入这一领域，就有可能唤醒巨大的暴力，面对紧张局势的加剧，来访者很有可能采取过激行动或进一步地压抑自己，这就增加了疾病恶化的风险。

心理化能力好的来访者

与心理化能力差的来访者不同，有些心理化能力强但身体患有某些疾病的来访者前来接受心理治疗是出于精神上的原因。一开始，他们往往绝口不提疾病的存在，即便提了，也只是为了说明情况，并未感到就诊的原因和罹患的疾病有什么关联。然而，当心理治疗师请他们一同开展心理工作后，就会很快提到疾病背后的含义，来访者便会自发地朝这个方向走。然而，即使他们可能有这个直觉，感到这种身体上的不适可能含有其他意义，即使他们想探究其根源，他们还是无法自由地就这种形式的身体痛苦进行联想，因为情绪的压抑阻止了表征的发展。因此，心理治疗师要注意帮助他们识别被压抑的情绪，从而减少情绪压抑，增加对艰难的感觉的容忍程度。这些条件一旦得以重建，表征活动就能继续进行。

罗西恩·德布雷（2001）认为，与这类来访者的移情和反移情关系有其特殊性。因为他们的心理化程度很好，所以他们的陈述通常饱含情绪，但只有一个特定领域除外，即被压抑的对象。在这个问题上，他们也很爽快地倾吐心声，毫不抗拒，讲述让他们痛苦的事件，但心理治疗师会惊讶地发现，在他们的陈述中不带有任何与事件相符的情感张力。有时他们会提起患病前发生的一些重要事件，比如与亲近的人发生的冲突、分手、亲人的离世等，但却不会与疾病联系起来。心理治疗师则通过这些陈述发现，身体与精神之间的脱钩发生在重要关系或自尊的崩塌之后。他们应对这种失去的方法是主动出击；哀悼过程已经终止。在心理治疗中，与这些失去相关的记忆很容易就会重现，就像昨天刚发生的事一样，但在他们的叙述中，却不带任何情绪，甚至会强调自己应对得很好。而心理治疗师会感受到情绪的全部张力。通常，在讲述了一个重要的事实后，来访者会在两次访谈的间隙开始感受到强烈的情绪，但不会将这些情绪与他在访谈中谈到的内容联系起来。更糟糕的是，他们往往不记得访谈的内容。心理治疗师必须让访谈的内容重现，并建立情绪和表征之间的联系。

冲突关系导致的疾病

躯体症状的意义是一直困扰心身医学理论家和临床医生的问题之一。对弗洛伊德和马蒂来说，除了转换症状，其他的身体症状都是"愚蠢的"，其本身没有任何意义。他们认为，躯体化的发生仅能用遗传和器官虚弱进行解释。然而，临床观察和一些统计学研究对这一论断提出了质疑。事实上，虽然不能将其作为一种通用规则，但在罹患同一种疾病的人中，我们往往可以观察到共同点。

克里斯托夫·德约尔思考的核心是躯体症状的意义。他认为，每一个躯体症状都可能蕴含一个意义，但这个意义并不能同转换症状一样进行解读，因为它缺乏表征，意义并非从一开始就存在。在他看来，意义需要进行构建。此外，这种意义要在心理性征、俄狄浦斯冲突和神经质内疚感之外寻找，就像转换症状一样。[43]

　　德约尔认为，主体间性问题是躯体化的核心。他的论证依据是：主体间性以躯体为媒介。我们通过身体进行自我主张，在他人面前展示自己是一个独特的个体；通过身体，我们可以互相认识和交流，通过身体，我们爱，我们恨，我们对对方的年龄、情绪、思想有直观的认识。身体是我们激情、快乐和痛苦的媒介。

　　根据精神分析治疗的临床观察，德约尔认为，身体症状将通过意义的加工逐渐消减。意义不先于症状存在，只要症状没有出现，意义就不存在；换句话说，我们不应该寻找因果关系。在心理上，意义的出现还是一个待解之谜。事实上，身体症状的出现就如同旅途中的突发事故：主体突然发现自己生病了，先前没有任何预感。当疾病发作时，意义的问题就会出现，个体就会思考："为什么患病的是我，为什么是现在？"根据德约尔关于主体间性作用的假说，他认为，在这个时刻，意义就要被建构并要在主体和一个与其关系密切的人之间的主体间互动中寻找：这可能是对这个重要的他者传递的信息。而两人之间的动态会引导意义的出现。德约尔根据临床观察指出，受伤的人会试图就冲突关系引起的情绪进行沟通，但没有成功。由于他无法让他人理解自己，自尊心也会因此受挫。另外，情绪没有被接纳，就会迫使他加倍压抑情绪。这一切使他陷入关系僵局，很可能引发危机，导致代偿失调或躯体化。

　　当疾病以这种方式发展时，由于表征缺失，主体就无法自己找到症状的意义。意义的建构必须通过主体间的交流，如治疗关系中普遍存在的交流才能实现。而如果他愿意，也可以借助移情－反移情的关系共同构建意义，但这可能需要时间。建构起来的意义可以减轻伴随疾病出现的心理痛苦，但并不一定能减轻已经存在的躯体病痛。

僵局与疾病的发展

德约尔的假说认为，僵局可能是疾病发展的原因，其他许多研究者和理论家也认可这一假说。例如，对癌症来访者进行的神经 – 心理 – 免疫学的研究显示，存在某些伴随因素导致他们陷入僵局。[44] 很多人最近经历了创伤、丧亲之痛或是心理上的哀悼和告别，在经历了这些之后，他们往往感到无力、社会孤立、极度孤独、被抛弃和绝望。这种因素的积累使他们陷入僵局，使他们把疾病和死亡看作唯一可能的停止痛苦的方法。

让 – 查尔斯·克朗贝兹（Jean-Charles Crombez，2006）博士也观察到，在感觉自己陷入僵局的人群中，发生严重疾病的概率很高。他明确指出，僵局是一种主观感受：决定僵局性质的不是从外部评估的某个形势的客观极端性，而是个体感到确实无法忍受而又无法摆脱。因此，一种形势可能会被一些人认为是死胡同，而被其他人认为是一个具有刺激性的挑战。经历过这种僵局的人会觉得自己被困住了，并产生强烈的无力感和一无是处感，从而感到绝望。失去希望被看作阻碍自然治愈过程的一个因素。在内容十分精彩的《希望的力量》一书中，肿瘤学家杰罗姆·格罗普曼（Jerome Groopman）解释了他为何将希望视为支持来访者治疗过程的关键因素。

通过人际关系进行治疗

每一段关系本身就是一种刺激，可以产生积极或消极的影响。有害的、有冲突的关系是紧张情绪的源泉，会扰乱人的心身健康，让人感到自己的经历和想要表达的东西无法被他人倾听、认可和理解。我们已经观察到这些情况是如何将人推向绝望的深渊，使其感到陷入僵局，从而罹患疾病的。长期持续的冲突关系也会阻碍现有疾病的治疗进程，引发危机，加重疾病。相反，如果在一段重要的关系中，个体感到被倾听和被接受，就可以促进和支持治疗过程。医院的医护人员对这种现象十分熟悉。

当一个身处冲突关系中的人罹患了疾病，心理治疗可以给予帮助。在这里，治疗关系的质量变得比以往更加重要。深入来访者的痛苦体验，承认它，承认这种感觉没有被重要的人听到或认可的痛苦，这是帮助这些来访者时最关键的一点。共情关系具有重振元气的作用，可以帮助恢复自然疗愈的过程。这不是单纯的对来访者的鼓励，来访者往往早已对生活彻底失去信心。最重要的是，要让他们与我们一起体验一种主体间关系，让他们在最需要被倾听的地方感到自己被倾听。正是这种倾听，让他们对人际关系重燃希望。

疾病和记忆

要想明白记忆为何会导致某些疾病，首先要了解情感记忆如何发挥作用。我们从出生之后就开始记忆很多东西。从本质上讲，我们绝大多数的记忆都是情感内容。[45] 我们记忆的不是客观事件，而是对高情感强度的情境的感官记忆（气味、颜色、形状、声音）。而我们当下的情绪状态将永远与之相关联。因此，我们可以说，我们并没有记住事件本身，而是记住了事件对我们的影响。因为人类适应和生存的原因，这种情感记忆具有很强的抗遗忘能力。

情感事件的记忆是一个两步走的过程。[46] 第一阶段，人们通过短神经回路对信息进行紧急处理，判断其是否威胁生存。如果判断该事件没有直接的危险但足够重要，可以保留在记忆中以备将来的适应，人们则会在快速眼动睡眠期间进行第二次记录，并使用长神经回路将该事件与先前存储的其他事件进行比较。第二阶段，人们使其与记忆中的其他事件进行整合，并保留在长期记忆中。一旦记忆完成，就可以被遗忘，以便清理意识领域，但由于它已储存在记忆中，所以仍可以在需要时取用。正是第二种记忆模式，使我们可以进行回忆和心理加工的工作。

当一个事件被认为威胁生存时，一旦大脑试图通过长回路进行信息再处理，就会触发警报系统，禁止长期记忆，以保持意识的警觉。这就是一个人受到创伤的后果。由于情绪张力无法被融入记忆网络，所以身体仍然被这种张力控制，表征的活动也就无法进行。如果来访者未能得到心理帮助，就会加倍努力压抑不断被唤醒的过于强烈的情绪，我们就会看到众所周知的创伤后应激障碍的症状出现，例如过度饮酒、吸毒、逃避、过度活跃等。这些解决方案对缓解紧张情绪的效果不大，如果当事人始终未能得到心理帮助，长此以往，就会出现躯体化。

这个记忆过程从人类的生命之初就已经开始运作，这意味着我们的身体早在心灵有能力将情绪事件心理化之前，就已经保留了早年情绪事件的痕迹。这些记忆中的经验可以在以后得到表征，当孩子体验类似的经验时，就会唤醒这些记忆中的痕迹。但要做到这一点，早年的经历必须是在最佳条件下发生的，即这些经历必须是在特定的关系框架下产生的。在这种关系中，孩子依赖的意象能够控制与调节孩子体验的情绪张力。否则，孩子就会因为情绪紧张而失去控制。这种经历是在创伤模式下发生的，也就是说，孩子成年后一旦再次面对类似的经历，就会触发警报系统。由于这些身体记忆经验的情感含量很高，并且对生存极具重要性，它们会强烈地影响个体对世界的应对方式。每当有新的情况出现，提醒自己有再次经历创伤的危险时，个体就会像面对极端威胁一样做出反应。但由于心灵在回路之外，所以只有身体才会感受到紧张。

长期精神分析治疗的临床观察表明，一些慢性疾病正是在这种早期创伤经历的基础之上形成的。[47]

我们对心理治疗会有怎样的期待

在针对慢性病来访者的心理治疗中，只要他们的心理化没有问题，这些与身份认同相关的痛苦是可以被触及的，但这需要长期、持续的心理治疗。然而，正如罗西恩·德布雷（2001）所言，即使经过几年的心理治疗，长期存在的慢性病也不可能完全消失，因为它是来访者发展起来的调节自身稳态的首选手段之一。当紧张情绪过载时，躯体危机永远是释放情绪最快的途径。心理治疗师只能期望心理治疗可以帮助来访者减少危机的次数、持续时间和强度。

就创伤后应激障碍而言，在创伤发生后，如果能及时地对来访者进行心理治疗，就可以防止疾病的发展。否则，一旦身体疾病发作，就没有再改善身体状况的可能。我们最多只能缓解持续存在的心理痛苦。

心身关系是非常复杂的，尽管我们在明确支配心身关系的机制上取得了重大进展，但我们还远没能完全掌握它。身体上的疾病可以在很多方面掩盖精神上的痛苦，本章并没有做详尽的阐述。但我们要记住，这些症状不是心理治疗的第一要务。

心理治疗师必须意识到这些疾病与罹患疾病的来访者的心理表征困难之间可能存在的联系，以相应地调整自己的干预措施。他还必须意识到，当重大疾病已经形成时，心理治疗可以缓解潜在的精神痛苦，但不能指望它可以让疾病彻底消失。

▶ 第十一章　心理治疗中
　　　　　改变的动态

我长长地呼出一口气，

想把最坏的东西吐出来，

你在这永恒的沉默中原速呼吸。

你隐约地动了一下，

这个微动给了我一个起锚的信号。

——玛丽埃·马修

双人旅程

心理治疗中的改变在关系的框架内发生，并要借由关系才能发生。心理治疗师和来访者一起做的事情才是推动改变过程的关键。尽管从一开始就确立了了目标，但治疗旅程往往像"摸着石头过河"一样，是不精确的、充满惊喜和曲折的旅程，双方都在共同寻找相遇的方式，要真正地确定自己和对方的意图一点也不容易。

这里有一个 A 女士初次访谈的案例。该案例说明了结对治疗中的双方如何时时刻刻试图把握对方的意图，并根据对方的意图进行调整，以推动对话的进展。

　　一开始，A 女士向我解释说，她是在她的婚姻咨询师和伴侣的建议下前来找我咨询的，他们都觉得她的反应太激烈，觉得她应该在单人治疗中解决被抛弃的创伤。从她的语气和表达方式中，我立刻感觉到她并不认同他们的想法，我不得不问她对此有什么看法。她回答说，是的，她对抛弃很敏感，她的确有过这种童年经历，但这并不是她在夫妻治疗中反应强烈的原因。相反，她把这归咎于伴侣的态度，当她责备伴侣在社交场合没有考虑到她的存在时，她的伴侣会发怒。她还感觉到他们的婚姻咨询师认为夫妻冲突应由她全权负责，却对伴侣的冷漠态度轻描淡写，这种态度令她极为心痛。

　　她的回答告诉我，她明白了我的用意。她知道我想了解的是，当有人建议她进行单独治疗，解决自己被抛弃的创伤时，她的立场是什么。很清楚，她的目的不在于此，她认为问题在于她的伴侣，在于自己没有被倾听、没有被相信。为了劝服我，她给我举了很多例子，说明在他人面前，她的丈夫如何对她不理不睬。她告诉我，这对她来说是多么的痛苦，她觉得自己消失了，不复存在。她还说，她以为自己会在婚姻咨询中得到理解，但相反，她并没有感到被倾听或被信任。我心里想，也许她来找我是想找一个盟友、一个相信她的人，不认为她是婚姻困难的罪魁祸首的人。我还注意到她描述自己痛苦时用词的强度："消失""不复存在"。对她来说，不被相信可能也就等于不复存在。在我看来，这种发自内心的呐喊是她痛苦的症结所在，或许也是她出现在我面前的原因。毫无疑问，她的伴侣和她的婚姻咨询师是对的：这种强烈地觉得自己行将消失的感觉，一定根植于被抛弃的深度创伤。但很明显，她现在根本不愿意听这些，所以没有必要冒着谈崩的风险去劝服她。我也不能站在她的立场上与他们对抗，那样就等于与她害怕面对真正痛苦的恐惧结盟。如果我想帮助她，我别无选择，只能赞同她所说的，也就是她得不到倾听和相信的感觉，同时，我把自己对她痛苦深层根源的感受保留于心。

因为这只是初次访谈，我不仅需要更清楚地了解她对我的诉求，还在试图了解她对自己异常强烈的反应是否有所意识。我试探性地问她："你对我说过童年的伤痛。你能告诉我更多的信息吗？"我随即看到她的眼中闪过一丝怒意，这说明我的问题已经刺激到她了，她也已经明白了我要引领她走上这条路的意图。对她来说，承认这一点就意味着要她为婚姻矛盾承担全部责任，而免除丈夫的一切责任，这一点她无法接受。尽管如此，她努力地平复自己的怒气，试图平静地回答我，这是她想与我建立积极关系的信号。她简单地向我解释说，小时候，她和父亲比较亲近，而妹妹则站在母亲那边。她饱受母亲冷漠的折磨，她希望能从母亲那里感受到更多的爱。她承认自己对被抛弃很敏感，但她接着很快又提出了丈夫的态度问题，她说如果他们在社交场合时，丈夫能顾及她，她就不会有这种痛苦的感觉。我心里想，她要求的是丈夫给予她缺失的东西。我告诉自己，如果开展治疗，她可能也会对我有同样的要求。她还说，她的丈夫总是想让她感到内疚，以此摆脱了所有的责任。她的信息很明确：她前来咨询的目的不是探寻自己童年的伤痛，而是找一个相信她、倾听她的人，她不想成为婚姻困难的罪魁祸首。她没有明确这么说，但她执着的眼神和坚定的话语是在警告我，如果我想在我们之间建立起相互信任的关系，就一定不要冒险在这个领域试探。此时，在我们的关系中，我只能对她说，我听到了她苦于自己不被相信，被看作婚姻困难的罪魁祸首。而我的内心觉得她小时候一定因为不被人倾听而深受其害，这也许是她的母亲导致的。但对此我缄口不言，暂时将这个想法暗藏于心。她预约了下一次的访谈。在下一次的访谈中，她告诉我，我们上一次的访谈结束后，她能够更平静地与丈夫交谈，这一次，她的丈夫认真地听了她的话，并为他们的冲突承担了一些责任。她说她想和我一起做心理治疗，因为我能帮助她进行思考。

通过这个简短的例子，我们可以清楚地看到，配对治疗的双方是如何在对话中一步步推进，努力把握对方的意图，并根据听到的内容调整自己的反应，从而被对方理解，保证关系的顺利发展。

双人旅程就这样从一个访谈到另一个访谈，以非线性的方式发展演进；由前进、后退、犹豫、冲突和修复构成。访谈的不精确性会带来全新的、意想不到的元素，创造一些必须当下立即体验和解决的、无法依靠理智理解的东西。因此，在这个过程中，有很大一部分的创造力是两种思维互动的产物。尽管方式不同、程度不同，但是当两人一起走出治疗之后，都会发生改变。

当下，改变发生的地方

当下，即主观经验进入初级意识的那一刻，是可能发生重大改变的最佳场所。当下发生的事件和生活经验构成了一种情境，在这个情境中，各种有可能使记忆浮现的片段（声音、气味、词语、手势和面部动作、光线、感觉、想法、情绪等）被结合和组织起来。当下的相遇唤醒了过去的组织架构，所以当下是唯一一个现在与过去交汇的地方。它是移情表现最适合的载体，也是对其进行修正最合适的时机。在不知不觉中对当下施加影响的过去，可以在当下重新排列组合，被赋予不同的诠释。现在并不能改变过去，它改变的是我们看待过去的方式、我们与过去的关系。同一段记忆可以被多次重温，每次记忆浮现时，来访者都可能改变对它的看法，因为每一个当下都构成一个情境，以不同的方式编排着记忆的元素。

在对 A 女士的心理治疗中，我们之间的关系有时也会剑拔弩张，这给了她回顾她的童年记忆的机会，尤其是当她觉得我没有倾听她的声音时。每一次，我们都能一起观察她现在和过去经历的异同；每一次，她都能以一种全新的、截然不同的视角来看待自己的记忆。

循序渐进、悄无声息的改变

双人旅程究竟去向何方，连旅程中的伙伴都不知道真正的目的地。这有点儿像一场探索之旅，你知道旅程从何时何地开始，但你不知道一路上会遇到什么，也不知道需要多长的时间才能等来重大的改变。一段时间之后，来访者发现自己与刚开始的时候不太一样了，却还并未真正明白导致这种变化的原因。

经过几个月的治疗工作，A 女士惊讶地发现，心理治疗引导她发现了自己不曾知道或已经遗忘的一些方面。她会长时间地保持沉默，但我尊重这种沉默，并感到她的内心有一些重要的事情正在发生，我不想打断她。她噙着泪水说："我很难过，我竟然已经自我抛弃，失去自我到这种程度。"然后，她回忆起幼年时期的一段经历。2 岁时，她因不明原因住院。她发现自己躺在病床上，双手被捆绑着，可能是为了防止她拔管子。她说："那时候，我就和自己失去了联系。"这段记忆令她失声痛哭。我感动于这个被捆绑起来、独自躺在床上的小女孩。我可以想象，当她还没有能力言述自己的痛苦时，她感受到了怎样的被抛弃和愤怒的感觉。也许这场疾病是她表达孤独，以及与母亲的疏离和割裂的唯一途径。我保持缄默，任由她的情绪延展、扩大。渐渐地，哭声平息了，她抬起头来，感激地看着我。我对她投以支持的目光，对她微笑。我们就这样，在静默中深深地对视了几秒。这就是斯特恩（2003）所说的，不应被言语打断的相遇时刻，这是一个主体间意识的时刻，在这个时刻中我们都有意识，我们可以说："我知道你知道我知道。"正是在这样的时刻中，神经回路发生了重组。访谈就在这充满张力的一刻中结束了。在下一次的访谈中，A 女士告诉我，她觉得心理治疗就像是一种缓慢的自我的诞生。

一连串的细微变化

在前面的例子中，我们看到，经过了一段时间的共同努力后，来访者会感觉自己发生了改变，但他却说不清道不明这种改变究竟是如何发生的。也许是因为大多数时候，双人旅途中产生了微小的变化，由于这种改变很细微，甚至可能在很长一段时间内都不会被察觉，但却能逐步改变来访者的经验世界。

下面分享另一个临床案例。这个案例也让我们再次看到了每个人是如何试图把握对方的意图并做出相应的调整的，但与此同时，我们也可以看到这种调整是如何带来细微的改变的。

一位年轻女子在与恋人分手后前来咨询，称对方在这段感情中滥用了她的信任。为了在新的恋情中不再重蹈覆辙，她想弄明白自己当初为何会掉入陷阱，尤其是自己为什么会容忍了这么长时间。这里所记叙的访谈是在初步访谈与订立协议之后的首次访谈。

来访者坐下来，沉默了几秒。我感觉到她很焦虑，但她能够容忍这种不适，所以我只是对她微笑，示意她可以开始。过了一会儿，她说她不知道该说什么。我微笑着鼓励她说："顺其自然吧，想到什么说什么。"她接着就对我说起了 3 个星期前做的一个梦。她在一架小飞机上，单独和她的父亲坐在一起。她很高兴，因为他们要去迪士尼乐园。当他们的飞机飞跃迪士尼上空后，她才发现，一切都很丑陋、破败、凋敝，只有一些残破不堪的游乐设施。但她一点儿也不失望，她很开心，这次期待已久的旅行实现了她孩童时期的梦想。我观察到，这个故事是用中性的语气叙述的，不带任何的感情。她一说完就沉默了，显然是在等待我的介入。我觉得她对这个梦境太过疏离，想帮助她进行内化，所以我不急着帮她解读这个梦境，也不请她与我谈论这个梦境，我更愿意与主导当下时刻的东西保持联系，即来访者持续的不安，她试图用言语填充时间来控制这种不安，而她的情绪却与之完全脱离。

　　接着，她继续讲述了她前一晚做的一个梦。她想进入湖水中，但有些犹豫不决。她看到湖底是倾斜的，于是她小心翼翼地向前走，仔细观察水中的情况。她看到千奇百怪的不知名动物，这让她感到十分恐惧。当她把这个梦告诉我的时候，我感觉到她离她的情绪和恐惧更近了。我心里想，这个梦应该与她对接受治疗，对发现自己的真相的恐惧有关。我又想起了她在上一次访谈最后说的话："我怕治疗不起作用。"我没有告诉她我思考的实质，只是请她告诉我这个梦唤起了些什么。然后她试图进行解读，但她的言语表明她仍然处于防御状态。我不急着肯定或否定她的分析，我等待着她竭尽全部理性的分析。的确，过了不久，她就沉默了。在我的沉默面前，她愈发的不自在，明显是想找话说。我任由紧张的气氛笼罩着我们，没有插手干预；如果我帮她一把，就意味着我不信任她，而我的沉默则传达了这样一个信息：我知道她还有话要对我说，这需要勇气，但她能够做到。她用略带情绪化的语气，开始说起了前一天的伤心事。她意识到自己非常害怕新男友会厌倦她，怕自己被抛弃，所以她对这段新的关系有所保留。我告诉自己，当她对我说她害怕做出承诺的时候，她其实也是在表示她害怕对我做出承诺。我只是"嗯"了一下，鼓励她继续往下说。她接着说她害怕自己不是一个好母亲。我又在心里告诉自己，她对我诉说了几重恐惧：害怕被抛弃，害怕做出承诺，害怕自己不够好。

我觉得我似乎必须在此刻进行干预，以防止这种恐惧变得不可容忍。我对她说："你对我谈了你的恐惧，你害怕被抛弃，害怕不是一个好妈妈，害怕被厌倦。上周，你也对我说你害怕这次治疗不会有效。你的恐惧似乎在麻痹你，让你不敢去依赖，不敢全情投入。就像你的第二个梦，梦里你因为害怕这些奇怪的动物而小心翼翼，如履薄冰。"

她被我的话语触动了，也证实了她的确有这种恐惧。她说她越来越意识到自己对他人的不信任，这种不信任从小就有。但她又说，有些东西她还是不明白。比如有的时候，她又会太轻信她人，从而被人利用，就像她的前任那样。这就是第一个细微的改变：她第一次意识到自己在人际关系中的矛盾：一贯的不信任与一些场合中的盲目信任，这令她感到很意外。惊讶是通往改变的第一步。它对情感思维提出了一个问题，让情感思维开始运作。

我告诉自己，她之所以把这个矛盾点告诉我，可能是希望我帮助她看得更清楚。回想起她的第一个梦，她会刻意忽略游乐园的破败，说自己还是感到很开心，我就问她，有没有可能在她的前任身上，她其实也察觉到了某些应该警惕的因素，但却被她忽略了，就有点儿像她在梦中其实看到了游乐园的衰败，但却好像完全没有注意到。她回答说"是的",但她还是希望能够改变这种情况。她看着我,说不明白自己为什么要隐藏这些显而易见的线索。我从她坚定的目光中看到了求助的信号。于是,我进一步告诉她:"也许是为了不去打破儿时的梦想……"此处,我特意用了梦境中的语言,为了与她的感觉更加契合。她的眼眶里泛起泪花,她对我说:"我从来没有想到过这一点,但你说的是如此真实。我与前任在一起的时候,我无法下定决心离开他,因为我不想打破一个美满家庭的梦想。我的父母在我年幼时就分开了,我不想让我的孩子重蹈覆辙。"这又是一个细微的改变,一次意识的觉醒。

在这个例子中,我们看到了心理治疗师和来访者是如何一步一个脚印往前进的,每迈一步都要考虑到关系的氛围。我们也看到,每一步都会让氛围发生非常细微的变化,这种调整或者说这种双人舞,会引导来访者做出细微的改变,从而帮助他拓宽探索的视野,对自己正在经历的事有更深刻的理解。

两个层面的改变

斯特恩(2003)的临床研究报告显示,在心理治疗中,改变会发生在隐性知识和显性知识两个层面。隐性知识层面的改变是渐进性的,体现在来访者能更好地调节情绪、改善自尊和人际关系。

显性知识层面的改变,是来访者自己或在心理治疗师的解释下,对自己的主观经验进行认识的结果。隐性和显性这两个层次的改变,都有助于在感觉、情绪、行为和思想的整合中对神经元连接进行重组。

隐性知识层面的改变

在一个个当下中，发展演进的非意识的关系性交易，和来访者与心理治疗师之间的情感调谐触发了隐性知识层面的改变。在不知不觉中，来访者逐渐学会了调节自己的情绪，改变了自我的表征，能更准确地解读他人的意图，从而改善了自己的人际关系。这种改变是通过对心理治疗师的认同而逐步发生的，没有意识思维的帮助，也不需要用语言表达。一段时间后（时长取决于来访者障碍的重要性和严重程度），来访者可能会注意到自己已经不再是原来的样子，他更平静了、更强大了，在人际关系中更自如了，但并不完全理解是什么导致了这种改变。

在心理治疗中，改变并非以线性的方式发生，以至于我们无法预测改变发生的确切时刻，也无法预测改变的形式。当不可预知的变量相互作用并促进主体间的相遇时，改变就会发生。根据斯特恩（2003）的观点，在相遇的时刻，双方共享的主体间意识使得涉及人际关系的隐性知识实现重组。

大多数时候，相遇的瞬间都会引发适度的、微小的、缓慢逐步发生的细微变化。而心理治疗师的关系技巧和情感能力才是最重要的，即适应来访者的方式，处理阻力的能力，对犹豫、矛盾表征、进步和退步的容忍度，给予来访者适当的鼓励而不施加压力的艺术，处理沉默的方式，容忍沉默或评估沉默合理时长的能力。他的技术为他提供了准则、路标和参照，但对于不同的来访者，他必须知道如何在不同的情形中，处理每一个当下时刻。通过体验一段对方始终专注于自己的真情实感的关系，在过去的主体间经验中受过伤的来访者逐渐在这段关系中获得了这样的信念：艰难的情况可以通过关系克服。来访者感受到自己被接纳，也学会了接纳自己，从而愈发能够容忍自己的内心世界，与他人的交往方式也发生了深刻的改变。这些改变在隐性层面发生，不一定伴随着意识的觉醒。

在这个双人旅程中，可能很长一段时间内我们都觉得没什么进展，似乎在原地踏步。这并不意味着什么都没有发生，正如我们先前看到的，改变在潜移默化中缓慢运作。有些东西正在悄无声息地酝酿着，"原始情绪"正在延展，迟早会侵入场中，产生一些为语言化提供素材的意象，基于这些意象，我们就有了进行思考的可能。在进程停滞不前的时候，心理治疗师要有很高的技巧来支持来访者的治疗和动机。

显性知识层面的改变

因心理治疗师的干预而引发的主体间场中的任何改变，例如一次简单的反思、让来访者继续坚持下去的一声鼓励、对来访者的陈述或感受的一种认同，都可以助力创造一个新的情境，鼓励迄今为止未能出现的新材料在意识中出现，从而打开一道全新的探索之门。来访者感觉愈发自信，说话愈发自如，从自己的言语中，有时还会惊讶地发现自己不曾了解的方面。心理治疗师调谐后的语言和倾听建立了桥梁，将隐性与显性进行结合，这将使来访者自发地有了意识的觉醒，甚至带来有利于心理治疗师进行解释的时刻。这里出现的意义不一定是预先存在的、被隐藏或压抑的意义，而是由被感受到的意义和解释意义的文字之间的互动共同创造的东西。

解释，是心理治疗师向来访者建议的额外迈出的一小步，将来访者目前的某些行为或反应与过去的经验或未能意识到的某些幻想联系起来，从而带来一种新的启示，让来访者对自己的功能或反应产生更广阔的认识。在经验中体悟意义和对移情的解释引发了显性知识层面的改变。这使来访者能够内化自己的经验，强化自己的身份认同。这样，他就真正成了自己过往经验的主人，而不再被动地承受过去。

并非所有的解释都一定会带来改变。为了使解释能够引发意识觉醒，并在情绪层面真正地施加影响从而触发改变，心理治疗师必须在来访者已经充分探索和感受自己的情绪经验之后，在适当的时刻做出解释。当相遇的时刻来临，当双方有了共同的主体间意识（"我知道你知道我知道；我感觉到你感觉到了我的感觉"），而来访者正处于一种与困扰自己的过往记忆相关联的情绪状态中，这时，就特别适合心理治疗师提出解释，因为在这种时刻，身体和心灵会联合起来，有意识地重新评估与过去相关联的感觉。在前面的例子中，当我的来访者想知道为什么她竟然忽略了那些她应当警惕的线索时，我对她说"也许是为了不打破童年的梦想"，这就是我做出的解释。随之产生的意识觉醒，在情绪和反思之间建立了一种联系；它是一种显性层面的变化，为主观经验赋予了意义。在这种情况下，新的自我感就会形成，来访者会感觉自己的身份认同更加稳固。

心理治疗师的作用

有一种假说认为，让人痛苦的东西是那些未被心灵处理的东西，那么根据这个假说，心理治疗师的功能就是试图让受阻滞的或运转失灵的心灵重新开始工作。因此，他的首要任务并非解释来访者的思想内容，而是在来访者的身上发展心灵，这个能够进行思考，将艰难的情绪进行心理化的装置。换句话说，和比昂一样，心理治疗师必须努力发展这个

"容器"，而不是解释"内容"。

在心理治疗的相遇过程中，一段新的关系得以发展，这种关系在一定程度上与来访者先前经历的关系模式平行存在，并在一定程度上让先前的关系得以发生转变。心理治疗师的心理功能必须完成来访者的心理无法完成的任务，即他必须将来访者的 β 元素转化为可以用来产生思想的 α 元素。心理治疗师必须用自己的方式调整他对来访者情绪状态的回应，根据相遇当下时刻的需求调整他的干预或不干预（沉默），这项工作才能实现，新的心理功能才能在来访者的身上得到发展。

心理治疗师的母性功能和父性功能

心理治疗中的改变通过传递实现。心理治疗师不仅把自己借给来访者作为移情的对象，也作为一个认同模型支持来访者重新获得真实自我。要做到这一点，心理治疗师必须承担起身份认同发展所必需的母性功能和父性功能。

通过心理治疗师的情绪倾听和容纳来访者情绪负荷的能力，心理治疗师承担起了母性功能，直到来访者自己能够实现这一点。比昂认为，心理治疗师的"白日梦能力"，堪比懂得根据婴儿的需求进行自我调整的母亲。此外，情绪倾听和真正的主体间移情要求心理治疗师的身份认同中带有父性功能的烙印，否则他就会身陷于一种紧密融合的关系中，无法将自己与对方的情绪区分开来。为了帮助他的来访者成为自己，并最终与他分离，心理治疗师的身上必须带有父性，只有这样，才能在这种双人关系中放置一个第三者。治疗框架则是使心理治疗师能够行使这种父性功能的主要工具，因为它是代表规则和秩序的压舱石，只要在这个框架之内，就可以探讨任何东西。

心理治疗师的工作

白日梦的能力

心理治疗师的主要工具就是他的心灵，他的心理功能以母亲的白日梦为模型，这是母亲对待还无法言述自己感情的婴儿的一种特有的态度。心理治疗师接受来访者的投射性认同，在自己的感受中进行体验，在"梦"中让 α 元素得到发展，并根据出现的意义调整自己的行为，从而调节来访者的情绪紧张。心理治疗师旨在帮助来访者发展自己的表征活动，而表征活动只能通过传递实现。心理治疗师让自己身处于他希望在来访者身上得到发展的状态中，让自己置于一个对内心世界完全接受的状态中，从而把自己变为来访者的认同模型，从而传递给来访者处理情绪和表征情绪的方式。正是这些反复细微的调谐体验，让来访者愈发有能力容纳自己内心世界中出现的东西，也让来访者自身的思维装置发展得更好，对所有想象内容的容纳能力也就更强。这种发生在隐性层面上的共建现象，需要时间、规律性和自始至终的在场。

内心的解释活动

心理治疗师有责任表征来访者给予他的情绪。倾听他们的声音的同时，要开展赋予意义的工作。对心理治疗师而言，这种在自己的内心进行的解释活动，首先能帮助他对在治疗场中两人之间所发生的事情进行加工。解释并不意味着心理治疗师针对临床材料进行理智上的破译，然后向来访者提出他从中推导出的意义。解释活动首先是心理治疗师自己心理功能的产物。解释活动要遵循来访者和自己的联想进程，跟踪每个疗程和每个当下时刻中细微转变的线索，注意来访者对他的干预或不干预的反应，并先在自己内心进行思考。这意味着他必须吸收来访者的情绪，在自身内部体验他的情绪，同时也要意识到自己的障碍，与那些令他感到排斥和受到扰乱的情绪，接受它们，容纳它们，并通过心理加工将其转化。换句话说，心理治疗师的解释活动包括：自己尽可能地接近来访者的情绪和关系体验，并在体验的过程中进行处理。

在我提出的前两个例子中，心理治疗师所思考的一切并非都要说给来访者听，而主要是用来调整他的倾听，使之与来访者更加协调。调谐的过程对来访者十分必要，旨在激活来访者将自己的情感生活进行心理化的能力，并从自己的感觉中体悟意义。真正有疗愈效果的不是心理治疗师在自己内心深处提炼出来的意义，而是促进情绪和思想融合的态度的传递，从而赋予情绪体验以意义。只有这样从场中出现的意义，才能引发真正的改变。

心理治疗师的干预措施

沉默

心理治疗师的沉默往往让有咨询想法的人感到害怕，他们害怕别人在自己面前没有任何反应。而现实与此完全不同。心理治疗师的沉默不是空洞的、被动的、纯粹的等待，不是充满愤怒或恼怒的赌气性的沉默，也不是像侦探一样随时准备着趁对方不备进行刺探的沉默，更不是无聊、冷漠或封闭的沉默。

心理治疗师的沉默是其触发和支持来访者改变过程的主要工具。全身心的在场是这种沉默必不可少的元素，这是在向来访者发出信号，邀请他倾诉、思考、倾听自己内心的想法。这种沉默的意思是："我在倾听你说话，我知道你还有一些自己不知道的事情，但只要你给它们腾挪空间，它们就会出现。"这种邀请让来访者面对自己，让他明白答案就在他的内心，而不是奇迹般地从心理治疗师身上获取。

心理治疗师的沉默是一个可以让他感受、思考、观察和倾听来访者与自己的所有细微情绪变化的地方。表征活动要求在必要的一段时间内能够容纳情绪，使情绪渗透到思维的过程中。来访者往往缺乏这种容纳能力。因此，心理治疗师的心灵必须暂时弥补这种缺失，并容纳在治疗过程中出现的尚未被心理化的情绪。为了观察来访者情绪变化在他的内心引起的共振，心理治疗师需要走进自己的内心。在完全开放包容的状态中，注意力才会变得更加敏锐，才能完成 β 元素的转化工作。心理治疗师保持沉默也是为了自己，给自己必要的空间来加工自己的思想。

当他专心于这项工作时，他身上的一些东西会传递给来访者。他面对场中出现的情绪冲动时的冷静，有让来访者内心归于平静、减缓讲话速度的效果，从而使来访者处于更好地接受自己内心活动的状态。心理治疗师把自己作为一种认同模型，借此告诉来访者，为了理解他内心和他们之间发生的事情，就必须关注自我，暂时接受怀疑和不确定的感觉，容忍无法立刻彻悟的感觉，即使这种内心体验令他很不舒服。如果心理治疗师自己也采取了这种态度，就说明他相信，只要耐心等待，某些东西的意义终究会浮现。他也在向来访者表明，他看到了来访者拥有充分而完整的心理活动，即使它目前还处于萌芽状态，即使来访者自己都还不相信。

有时，来访者的情绪负荷太重，无法忍受这种不适。这时，沉默对他而言难以忍受。心理治疗师必须对来访者的容忍能力保持敏感度，当焦虑情绪上升时，可以说几句话，为他提供支持，例如把来访者在这种体验中的艰难感受用语言表达出来。

当我们感觉到来访者正在做心理工作时，也应该保持沉默。我们必须尊重他的私密空间，给他所需的自由度，让正在展开的意象和思想得以浮现。我们一定要避免仓促地代替来访者进行思考的陷阱，不要试图超越他，给他心灵所需要的时间。心理治疗师若在这种时刻介入，就有可能打断情感半脑的工作。有时甚至会导致联盟的破裂，来访者会觉得自己不被信任。让来访者拥有思考的自由，是来访者走向自主，独立于心理治疗师的重要一步。如果来访者进行心理咨询的原因，是感觉没有专业帮助就无法改变现状，那么在短暂的过渡期之后，心理治疗师就必须帮助来访者重新掌控思考的自主性。这就要求来访者在心理治疗师在场时，能够独处，一种完全的、被思想占据的独处，让他可以进行思考的独处。

调谐干预

之前我们已经看到，通过与心理治疗师共同经历和分享的经验，隐性知识层面的改变才能实现。心理治疗师有几种手段可以让来访者感受到他的调谐。他可以通过语言表达的方式。心理治疗师所用的语言不仅要传达思想，还要传递情感，唤醒来访者的感觉、情绪和幻想。而这其中，语气、句式、选词都很重要。意象、隐喻和类比有唤醒作用；它们直接与来访者右脑对话，唤醒了来访者与童年情绪相关的巨大的联想网络。心理治疗师最好是引用来访者自己在陈述或叙述梦境时提出的意象。前面提到的临床病例中，来访者潜入湖中的意象或者儿时梦境的意象都是类似的例子。意象的使用往往会有引起来访者惊讶的效果，从而刺激思维，获得发现意义的机会。接下来的例子也可以说明这一点。

有位来访者这么向我叙述她的梦境："我与一位素不相识的年轻女孩在海边散步。我们来到了一个海湾，由于海面波涛汹涌，我怕此时穿越海湾会被海浪卷走。但我身边的年轻女孩却信心满满⋯⋯"我知道她很容易被母亲的情绪吞没，难以招架，也很难与母亲保持距离，所以我决定用这个海湾的意象对她的梦境进行评论。我简单地告诉她："陪你的这个人信任母亲的臂弯。"来访者当即明白了我意有所指，她感到很惊讶，也很触动。她又联想到她很难信任我并开始明白，我也许不会像她的母亲那样侵袭她。

如果心理治疗师再次提到以前访谈中提到过的意象，那么来访者会感到心理治疗师与他有情感上的联系。在某种程度上，心理治疗师是来访者寄放在他身上的东西的守护者。来访者也会发现自己讲的话有价值，他的自尊心会随之增强。他还会明白，一个意象可以以多种方式进行共振，情绪体验可以不断演进发展，创造意义的思想可以不断新生。随着这一过程的深入，这些不断在治疗中提到的意象将成为一种共同的语言，提醒来访者那些调谐的时刻。只要提及那几个词，就能把整个情绪氛围重新带入意识领域。

有时，一个简单的声音就足以让来访者知道我们理解他。"嗯"可以表达一系列的情绪，这取决于说这个词时的态度和语气。它可以表达赞许、质疑、惊讶、请继续、悲伤、恐惧等。

除语言之外，心理治疗师还可以通过动作和姿势的调整让来访者感受调谐。治疗性的对话从来都不会仅仅在言语层面上展开。对心理治疗效果的研究表明，交流双方会在不知不觉中调整自己的肢体动作，逐渐拥有一个相同的频率，有点儿像两个舞者在和谐地舞动。[48] 姿势和呼吸节奏的同步，更有利于情感的交流。注意：我们在这里说的不是包括刻意模仿对方的姿势的一些技术的运用，而是在潜移默化中发生的肢体调整。当情绪倾听的质量到位了，同步性就会自动发生。当心理治疗师进行语言干预时，他要找到合适的方法和姿势来传达他所要表达的内容。

赋予意义之前的干预准备

心理治疗师还可以借助干预措施来刺激来访者的联想工作，为潜在的意义赋予做准备。这其中有无限种可能的方法，我在这里仅举几个例子。例如，情感反应，以引起来访者对自身情绪的关注。心理治疗师还可以对某些来访者不经意时说出的一些遣词造句表示惊讶，或者对来访者的叙述不带任何感情色彩表示惊奇，强调来访者在饱含情绪的情境面前缺乏反应，抑或是相反地，强调来访者太过强烈的反应，这些都是使他们重新审视自己内心世界及其心灵功能的方法，唤醒他们的好奇心，唤起探索自我的未知领域的愿望。幽默也可以用来帮助来访者与痛苦情绪拉开一定的距离，有助于来访者对痛苦情绪的容忍和接纳。

对来访者做出的解释

心理治疗师的工作主要旨在促进来访者思考能力的发展。在访谈的过程中，他努力调节情绪的紧张程度，用倾听和满怀信任的等待的方式，希望培育来访者的思考能力。有时，他也可以向来访者阐释他认为自己已经明白的关于来访者内心或他们之间发生的事情，并做出解释。这种解释该如何措辞，又该在何时做出，至关重要。

心理治疗师在自己内心进行的解释活动，帮助他学习、了解他的来访者。他对自己被压抑的内心冲突、被克制的情绪、被否定的、被割裂的、被投射的幻想有了认识。然而，直接把这种在他自己内心建构起来的理解一股脑儿地告诉来访者，就等于给来访者传达了一个静态的、封闭的意义。然而，意义必须从来访者身上产生，从他自己的心理活动中浮现。来访者往往会认为心理治疗师无所不能，如果心理治疗师给了来访者一个完整的、饱和的解释，可能会促使他把这个意义当作真理，在自己还没有真正感受的情况下奉其为圭臬。在这种情况下，认知与情感的融合就无法实现。此外，由于心理治疗师只是部分地接触到来访者的内心体验，他的解释可能会带有褊狭，甚至大错特错。如果心理治疗师将这种解释原封不动地传递给来访者，可能会将来访者带上一条弯路。另外，即使这种解释被证明是正确的，但如果说得太早，来访者还没有准备好听到和看到这些关于自己内心的东西，就会拒绝接受这种解释，或者即使来访者接受了它，也只是把它当作一种纯理性的思考、一种逻辑性的意义，不会触发任何改变。

那么，在心理治疗师不对来访者说出全部思考内容的情况下，解释的表达方法要以激发和支持来访者的反思与内省能力为目的。正如比昂所言，心理治疗师做出的解释可以对内心已经建构的意义有所暗示，但不是直接和盘托出，这种更宽泛、更模糊的解释，不会将意义全然封锁固化，而是会对多种多样的意义保持开放的态度。避免提出对意义巨细靡遗的解释，使得来访者能够向他已经准备好的方向走去，那个方向在治疗的这个阶段对他而言是有意义的。这被比昂称作"不饱和的解释"。例如，我告诉我的那位来访者，也许她是为了守护童年的梦想，所以她忽略了觉察到的线索，而这些线索本应让她在建立关系时更谨慎，这就是我做出的一个不饱和的解释。事实上，我的心理加工已经让我对她的婚姻问题有了更为准确的认识。我心里做了一个假设，那是一种未被心理加工的俄狄浦斯冲突，导致她在爱情生活中重建了类似于自己与父亲之间的那种不良关系。饱和的解释是将对前任的失望与对父亲的失望直接建立联系，但她在情感上还没有准备好去感受这种联系。如果我做出这种解释，就会超越她，对帮助她寻找自己内心的意义毫无助益。而这个不饱和的解释让她领悟到了一个与我内心所想不尽相同的意义，即她的梦想是维护家庭的完整，但在那一刻，这个意义对她来说十分重要。

提出不饱和的解释，就是在提出一种还在酝酿之中的意义雏形，为新的思考方向提供可能性。它会重新触发来访者的联想，让他自己走向愈发复杂、明朗和清晰的意义。来访者可以从内心体验到思维的运作方式，以及新的意义是如何不断形成的，无须任何人对他灌输所谓真相。这样，来访者就可以意识到通往痛苦的关键症结所要必经的旅程、阶段和转变，他也能意识到，这个过程需要时间，使他能够靠近最痛苦的东西、最恐惧的东西，意义才能得以构筑，我们也不会被难以忍受的痛苦淹没。

意义并非来自心理治疗师的全能，它是双方逐步共同构建的，每个人都以自己的方式做出贡献。通过这种共同创造的解释活动，双方都试图将当下不足够或不相符的感觉与过去的事件联系起来，或是试图让来访者意识到他所拒绝面对的自己的某一方面，抑或是试图将身体经历的情绪体验用语言表达出来。来访者在发展自己的思维装置的同时，也认识到了主体间相遇对创造全新的思想的重要性。

提出不饱和解释能够引导来访者进行细微的改变，并逐渐改变来访者的自我表征，从而支持改变的过程。双人旅程中会有一些当下的时刻，有利于更富张力的解释工作的展开。饱含情绪的当下本身就承载着一个想要吸收新东西的隐性意图。例如，对于在关系中体验到的移情表现，心理治疗师可能会给予与来访者所期待的截然不同的反应（当来访者期待自己被否定时，心理治疗师却承认了他的感受；当他期待被拒绝或批评时，心理治疗师却接纳了他的经验等），这个时刻有利于对移情做出更直接的解释。

斯特恩（2003）观察发现，当解释出现得恰逢其时，来访者更多地会做出情感层面的而非认知层面的回应。在对感觉的重新评估中，躯体和心灵结合起来并引发深刻的意识觉醒。在这种情况下，在心理治疗师做出解释之后，通常会有一段充满情绪张力的沉默，这表明来访者在心理治疗师的陪伴下，正在经历一场重大的内心重构，而且双方都意识到了这一点。这就形成了一个紧迫的时刻，心理治疗师感觉自己必须在此时发声，让来访者明白，他理解自己刚才的解释会带来怎样的影响。这可以简化为一句简单的、用共情的语气低声说出的"是的"或"嗯"。解释对双方都施加了影响，这又拓宽了主体间场，为改变提供了新的动力。

在本章中，我希望我已经展示了双人旅程如何助力发展一段有张力的关系，一段难得的亲密关系。这种现象是改变过程的必要条件，但这也会导致一个特殊的困难，涉及长程心理治疗的终止问题。我们将在第十二章针对这个问题进行讨论。

▶ 第十二章　心理治疗的
　　　　　　终止

TWELVE

你知道吗，哀悼是一颗洋葱。

剥的时候让你哭，洋葱有多少瓣，就让你流多少泪。

而要想度过哀悼的难关，你也必须像洋葱一样，

每度过一个阶段，都要蜕一层皮，

一层又一层，直到触达内心。

——玛丽埃·马修

治疗还是治愈

无具体限期的心理治疗的终止有其特殊性，需要我们进行反思。第一个特点是关于治疗结束的标准。一般来说，当一开始订立的目标达成之后，心理治疗就结束了。在以让症状消失为目的的短程心理治疗中，这个问题相对简单：心理治疗随着症状的消失而结束。在这种情况下，如果症状的持续超过限定的时间，我们就必须考虑可能存在与来访者性格有关的其他因素并重新审视目标，也许可以考虑更长程的治疗。

无具体限期的开放性心理治疗的情况则不同。由于来访者就诊的障

碍中涉及与来访者人格有关的因素，所以症状的改善不足以构成治疗结束的标准。事实上，心理治疗一开始，来访者就得到了倾听和理解，走出了孤独，体验到了满意的主体间交流，这往往会对症状的减轻有所帮助，但由于症状的根源还没有解决，症状随时可能会再次出现。那么，应该用什么标准来决定心理治疗的终止呢？这里我们应该记住，心理治疗的目的不是终结所有的痛苦，因为痛苦是生活的一部分。在精神分析的概念中，心理健康是一种构建容忍和接纳痛苦的条件的能力，而"治愈"的衡量标准是能够将病理性痛苦转化为普通的不适。[49]

许多学者研究过这个难题，即指导心理治疗师何时结束心理治疗的标准。大多数人都认为，来访者有进行哀悼工作的能力是促进治疗终止的一个维度。这种能力部分取决于来访者的某些心理特征，同时也与来访者和心理治疗师之间构建的关系性质息息相关。

来访者的心理功能

就来访者的心理功能而言，来访者如果被认为是"痊愈"了，并不意味着所有的痛苦都被消灭了，而是说对其内心世界的多方面探索，使他的心理化能力得到恢复，并且通过对心理治疗师的认同，来访者的转化过程已经重获活力，使其能够对自己的痛苦经历进行整理和转化，从而重获快乐。通常情况下，这些过程的重启对适应现实、自如工作、调节情绪、改善人际关系、提高自我意识、巩固自尊都有积极的作用。然而，我们觉得很难准确地划定健康、病态和治愈之间的界限，也很难确定对无意识领域的探索应该何时停止。这种探索是没有极限的，即使在一个心理健康的人身上，也会有未被心理化的痛苦症结。最重要的是痛苦不再让人感到不堪重负或彻底瘫痪。当这个目标达成时，就应在心理治疗师的协助下，终止这样的探索。

依恋关系

无具体限期的开放性心理治疗将关系作为改变的主要工具。在治疗过程中，关系的发展和面对的风险比症状更为重要。治疗时间越长，关系的亲密程度越强，就越是会出现依恋的问题，使终止治疗变得更为复杂。

考虑到治疗关系的性质、持续时间、亲密性，而且它本身就是主要的治疗工具，所以当治疗关系终止时，对心理治疗师十分依赖的来访者会面临双重失落。他当然应该像自己期望地那样与童年告别，但他还要同心理治疗师告别，而心理治疗师在他的转变中起了决定性的作用。因此，心理治疗结束的标准不仅要考虑到来访者发展出来的对生活中固有痛苦的处理能力，还要考虑到来访者是否有能力面对和处理这段特别紧密的主体间关系的逝去。

并不是所有的人都有同样的能力实现哀悼的工作。有依恋问题的来访者，例如超独立人格来访者，或者相反，高度依赖型人格并伴有非常强烈的遗弃焦虑的来访者，会用不同的方式体验这段治疗关系。有的人，出于对分离的恐惧，可能会长期抗拒依恋关系。他们努力压抑自己的需求，常常会因为一时的冲动而过早地终止心理治疗。另一些人则相反，他们拼命地依附于心理治疗师，要求他满足自己的情感需求。在这两种情况中，对这些依恋障碍来访者的心理治疗会呈现出一种奇怪的悖论：关系是帮助他们、解决他们的依恋问题所必要的，甚至是必不可少的治疗手段，但它反倒成了实现自主性的主要障碍。当开启治疗的终止流程时，这种悖论就会显现无遗，这就需要治疗师做更多的工作来铺垫、启动并顺利完成哀悼的过程。

有些来访者，尤其是在治疗过程中被揭开早期童年创伤的来访者，感觉心理治疗似乎让他重新诞生。在临近治疗尾声时，这些来访者可能会充满幻想，希望心理治疗结束后，这种治疗关系可以转变为友谊或合作关系。来访者与心理治疗师在短时间内，通过一起回忆和创伤重现，快速地体验了一段与自己内心感受相调谐的主体间关系，感到自己被看见、被认可和被理解，于是就很容易将理想父母的幻想投射到心理治疗师的身上。而来访者这种在心理治疗结束后，还希望继续与心理治疗师保持关系的愿望，揭示了来访者很难向这位其实并不实际存在的理想化父母告别。但是，如果要成为一个完整的主体，来访者就必须放弃这种幻想。失去了心理治疗师的来访者会特别难受，因为他可能还是来访者人生中姗姗来迟的第一个依恋对象。治疗关系已经紧密地发展了几年，他可能会害怕这种缺失的空虚感，觉得自己需要做一个巨大的飞跃。

治疗终止和哀悼的过程

分离的准备工作

分离会给来访者带来焦虑感，因此在分离前来访者需要做大量的准备工作和心理加工。学会应对这些焦虑不只是心理治疗最后阶段的内容，而是整个治疗过程的基础，它与儿童在主体化发展过程中必须经历的不同阶段有一定的关系。成为一个主体，意味着要经历一系列的哀悼，标志着人们逐渐意识到自己是一个独特且独立的个体，有自己的优势但也有局限性，需要与他人进行联系和交流。要能接受人生中的无力感、空虚感和孤独感，就需要一套完整的心理加工工作，这就意味着人要放弃全能的幻想，接受性别差异和代际差异，这种心理加工只有在最优的主体间条件下才能实现，正如儿童和其抚养者之间优质的调谐体验。

长程心理治疗处理的是来访者在童年时期的各种经历，这些经历使他们无法加工不同阶段的哀悼过程。这些经历是来访者痛苦的根源，必须在治疗关系中进行重演，才能在心理上得到加工。在心理治疗师的帮助下，来访者会逐渐驯化这些痛苦的区域，对主体化过程中没有实现加工的哀悼进行心理加工，逐渐向不曾拥有的童年告别，这会为他面对最后的分离现实做准备。

对心理治疗师去理想化的工作也早在终止阶段之前就开始了。在心理治疗的过程中，来访者有机会窥见心理治疗师内心的某些方面，感受到他身上存在的疑虑、恐惧、冲突、缺陷、局限等。所有这些现实因素将有助于逐步启动这种必要的去理想化的进程，并为治疗的终止阶段做好准备。

在心理治疗的过程中，每次意料之中的访谈结束（访谈的时间是恒定不变的），每次同样是意料之中的每周分离时段（访谈总是在同一天的同一时间进行），以及每次提前告知来访者的治疗中断（圣诞节或休假），都让来访者习惯了这种交替性的陪伴，这种陪伴提供了主体间相遇的可能性与短暂的分离期，让来访者直面自己的孤独。治疗框架和短暂分离后的重逢具有恒定性，尽管每次重逢的主题不尽相同（攻击性、焦虑、害怕失去爱），这让来访者感受到一段稳定关系的安全感，帮助其驯化对心理治疗师的矛盾情绪。渐渐地，他可以测试自己的攻击性对这个关系纽带的影响，并在现实关系中体验到，无论他内心对心理治疗师的态度如何，心理治疗师都始终如一地接纳他、欢迎他，并试图理解他。来访者学习让自己的内心容忍对所爱的人同时存在爱和攻击性这两种情感，这是内化的必要条件，是对这个爱的对象进行象征化的必要条件，也是建立稳定且健康的人际关系的必要条件。这种交替的恒定性使来访者对他人和自己产生了信心，有利于发展出一种健康的独立性，而这种独立性的前提是在自主性和关系性需求之间达成平衡。之后再思考分离，就不会产生太多的焦虑情绪。

心理治疗师的在场与缺席的交替意味着总会有回归的时候，来访者总是能够重获舒适的陪伴。而治疗终止的前景使最终分离和长期缺席变得很真实。而之前循序渐进的工作让来访者做好了面对这个现实的准备。无论来访者还是心理治疗师最终提出了终止治疗的话题，来访者都需要一段较长的时间来表达这个问题对他内心的影响，然后才能设定一个最后期限。但是，如果没有确定具体的日期，真正的告别工作就无法展开。设定一个终止的日期，会让分离更为真实并加速哀悼的进程。

如何决定何时结束

在最佳情况下，终止治疗的决定来源于共同订立的协议。来访者和心理治疗师会在差不多同一时刻，感觉到心理治疗已经产生了预期的效果。来访者面对生活时感觉更平静、更安宁，并能独自应对人生固有的艰辛。来访者感觉自己已经完成了想做或能做的心理工作，想将重心转移到其他领域。于是，他的话语中就会自发地出现结束治疗的想法。这种想法本身就带有一种希望，带有应该走向新的未来的渴望，同时，他感到终止心理治疗将是十分关键的一步。而从心理治疗师的角度来看，他观察到来访者的情绪调节能力和心理加工能力变得更强，有能力在他不在场时进行独处，有能力在没有他的情况下独立应对日常困难。

结束心理治疗的想法往往由来访者首先提出，同时伴有一定的恐惧、怀疑、犹豫，就像孩子骄傲地独自迈出第一步，却迟迟不愿意离开大人的臂膀。在这一阶段，来访者直觉自己不应急于离开，还需要足够长的时间让他加工自己的恐惧和疑虑，加强自己的信念，让内心有足够的力量支持自己独自继续前行。心理治疗师与来访者有同样的直觉，觉得自己应该逐渐淡出，让来访者独立地理解他所经历的事情。经过一段时间的加工工作后，双方共同确定治疗终止的日期，剩下的治疗时间将着重关注对这段关系的哀悼。

如果心理治疗师和来访者没有产生这种共同的直觉，问题就会随之出现。有时来访者想停止治疗，而心理治疗师却觉得这是一种逃避、一种抗拒，认为这种抗拒是一种消极的移情，要对其进行加工和理解。而有时，心理治疗师希望结束心理治疗，而来访者似乎并没有这种想法。正是这些情况使终止治疗的问题变得十分复杂，因为来访者本身就有依恋和（或）告别的障碍，而心理治疗师应对的问题涉及对来访者的反移情，以及他自身的哀悼经验是否得到了有效加工。

分离带来的哀悼与焦虑

哀悼是失去爱人的正常反应。它是一个长期的过程、一个逐渐脱离的过程，为投身于其他的关系和活动提供了可能。分离会给个体带来痛苦的体验，包括失去爱人的焦虑，以及必须面对的存在的孤独感和对死亡的恐惧。问题是在哪些情况下，分离会导致正常程度的痛苦，使哀悼成为可能，而又在哪些情况下，分离会引起强烈的焦虑，使哀悼的过程举步维艰，甚至难以实现。

为了实现哀悼，人必须能够容忍孤独，且不会因此过度焦虑，这需要他能够充分驯服他对爱的对象的攻击性冲动，并将一个好的爱的对象实现内化。他还必须能够放弃全能，接受生命也有时限的现实。将心理治疗师的功能、处理精神痛苦的方式、心理加工的能力进行内化，能够在这个层面上帮助来访者。由此，来访者就可以离开心理治疗师的陪伴，保留已经形成的心理治疗师的心理表征。

治疗终止的大限将至，这会唤醒来访者昔日的焦虑，让来访者在治疗过程中卸下的防备重新被激活。这也是治疗的终止需要一定的时间来进行加工才能被驯服的原因。来访者所需的时间与其被唤醒的焦虑强度成正比。分离的成败，部分取决于焦虑的性质。凯瑟琳·查伯特（Catherine Chabert，2017）指出，每个人的过往经验不同，分离也会具有不同的意义。有些人认为，分离是一个自力更生、展翅翱翔的机会。对这些人来说，分离唤醒的焦虑感并没有压垮他们，他们可以用梦境和幻想容纳这种焦虑。分离的时候，他就会体验到希望和爱，同时夹杂着与失去所爱的悲伤。

另外，那些还在与焦虑缠斗的来访者在临近治疗终点时，会激活大规模的防御力量。心理治疗师必须对这类来访者在治疗终止前的反应保持警惕。他必须关注的是那些似乎对此不以为然的来访者，他们从不谈论这件事，仿佛这个现实不存在一般，同时，心理治疗师也要关注那些对此喋喋不休的来访者，这揭示出来访者接受这件事时遭遇的困难和他有意识地在为之努力的意志。在这两种情况下，我们可以认为，来访者的一部分，即理智的那部分，认识到了即将到来的终点，而他的情感部分在否认它。他极力压抑的焦虑，可能在最后一刻或在心理治疗结束后彻底爆发。

面对不断加重的焦虑感，其他人可能会觉得要想分开就必须断绝关系。而这类来访者往往保持着这样的幻想：心理治疗师不顾他的意愿，强行不让他们离开。离开的想法与伤害心理治疗师的想法联系在一起。这是一种心理冲突的体验，并会产生罪恶感。这些来访者往往会倾向于独自做出停止治疗的决定，心理治疗师会感受到他们的攻击性冲动，并会将其看作一种消极的移情表现，最好是对此进行加工，而不是同意终止治疗。出现这种移情是因为来访者没有充分触及自己内心的某些被割裂和被否定的因素。被分离唤醒的焦虑可能是因为担心自己想要独立自主的愿望会伤害心理治疗师，而匆忙决定结束治疗关系可能出于对这些破坏性冲动的逃避，同时也是保护心理治疗师不受伤害的一种方式。有的来访者会接受心理治疗师的提议，暂缓终止的决定，反思其中的意义，探寻潜在的动机。有些人则会不顾心理治疗师的建议，坚持己见。这类情况十分微妙复杂，心理治疗师要具备很强的敏感度和共情。如果来访者坚持己见，与其和他针锋相对，不如尊重他的决定。但需要注意的是，没有了心理治疗师的陪伴，来访者的不适感可能会再次出现，导致来访者再次进行咨询，以便更好地进行加工。在这种情况下，来访者与其他的心理治疗师进行合作可能会更有助益。来访者与另一位干预者建立起的不同的主体间关系，可以帮助来访者更好地识别属于自己内心的东西。

与上述这些害怕被禁锢的来访者不同，还有些来访者觉得离开心理治疗师就像跳入了真空之中，他们会死亡、消失、分崩离析。分离的前景唤醒了他们可怖的焦虑感，他们在发育初期就感受到了死亡的焦虑，如今这种感觉卷土重来让他们喘不过气。他们害怕的孤独感和空虚感让他们不堪重负，进而无法实现分离。将心理治疗恒常化成了他们的避难所，以避免早年焦虑的复苏。虽然经过多年的治疗，但是他们的痛苦仍然存在。这是一些心理治疗始终无法终止的原因之一。

弗朗索瓦·费德（Françoise Feder，2008）还指出了心理治疗始终无法终止的另一个原因。她观察到，在一些来访者的身上，发展出了一种以矛盾的母性移情为特征的关系，这种关系源于曾使他陷入痛苦的母亲。在治疗中，当接触到由母亲的失职而造成的被割裂、被否定的抑郁症结时，为了避免遭受痛苦，来访者会要求心理治疗师补偿他，坚持索求心理治疗师的爱，如同一个需求不被满足的孩子。由于心理治疗师对这个要求没有给予回应，来访者就会产生不满，对心理治疗师愈发气愤。在来访者对心理治疗师紧抓不放的同时，也在试图用愤怒来摆脱他。这类来访者似乎也无法应对治疗终止的问题，因为要解决这个难题，他们必须放弃心中那个从未拥有过的母亲形象，对失落的童年进行哀悼，这是一种极端的痛苦，而一直以来，他们都对这种痛苦采取激烈的自我防御机制。

终点，一段双人旅程

与终止心理治疗相关的问题并非只涉及来访者。如果说心理治疗是一次双人之旅，那么分离也是来访者与心理治疗师共同经历的旅程，每个心理治疗的终点都反映了两人之间关系的独特性。对于这段高度亲密且情绪张力极强的关系的终结，双方都要对此进行哀悼，要直面自己过去有关分离的重要经历对他们的影响。

在心理治疗终止前的最后阶段，移情与反移情的表现紧密地交织在一起。主体间性的问题比以往任何时候都更为明显，来访者的焦虑也唤醒了心理治疗师的焦虑，甚至与心理治疗师自己心理功能中那些一直未被加工的焦虑发生了碰撞。心理治疗师的一些无意识因素可能会导致他不适当地延长心理治疗的时间，或者想过早地中断心理治疗。例如，一个来访者对他进行加倍攻击，可能会调动他的愤怒和一种难以控制的暴力；一个依赖性很强的来访者会唤醒心理治疗师被侵犯边界的焦虑；一个没有如他所愿取得进步的来访者，让心理治疗师感到无能、挫败，打击了他的自恋和对认可的需求。在这里，我们又看到了心理治疗师在执业期间对自己开展深入的心理工作的重要性，因为他的这些心理障碍，尤其是已经习以为常的障碍，往往源于他无意识的从业动机。但是，尽管他可能已经对自身做了一些工作，但有些来访者会比其他来访者提出更多的要求。归根结底，心理治疗师也是一个人，他与其他人一样，在一段关系中，能忍受的东西是有限度的。

当心理治疗师希望结束治疗时

有一些来访者从未产生过结束心理治疗的想法，倒是心理治疗师提出终止治疗的要求，来访者似乎已经习以为常，把治疗作为不可或缺的生活方式。有些人甚至倾向于把心理治疗作为宣泄过剩情绪的场所，并似乎满足于这种运作方式，并不想了解为何会出现这种状态。这些情况对心理治疗师的反移情是一个重大的考验。

在心理治疗的初期，对于依赖性人格者或与自己内心体验接触较少的来访者来说，被动的关系可能算是正常的，但在一定时间之后，随着改变进程的发生，这类来访者会改变自己的说话方式，更加关注自己的内心世界，在心理治疗中变得更加主动。但如果这种被动等待的态度不适当地延长，心理治疗师就会开始感到疲惫，可能会产生已经无法帮助来访者的感觉。他提出的终结治疗的理由与他的反移情相关，因此，在他与来访者进行讨论之前，必须先就此进行自我加工。有些来访者的病理改变确实非常严重，会做出负面的投射，时间一长会令人难以承受。来访者只要稍稍表现出一点进步，就会让心理治疗师想要终止这段关系，而其实这段治疗关系显然还远未到结束的时候。这就要看心理治疗师能否克服这些困难，或者把来访者介绍给其他的治疗师。在这种情况下，更换心理治疗师可以为来访者带来裨益，帮助来访者再次看到自己的分离障碍。

后续

如果即将失去的人还在面前，我们就无法真正完成哀悼的过程。这就是为什么哀悼虽然是在治疗结束阶段开始的过程，但并不会随着最后一次访谈结束而终结。对来访者来说，他失去了一段重要的关系，甚至是他生命中最重要的关系。只有当他真正地面对现实，才能真正地完成加工工作。我们可能在数年间都会重新审视治疗过程中经历的某些时刻，从不同的角度来看待、理解它们，这种哀悼的工作也巩固了心理治疗期间启动的改变。

对心理治疗师而言，他也将不得不承受失去这位他多年来投入大量精力的来访者。但与来访者相比，这种失去对治疗师而言性质不太一样。因为从一开始，他对这段关系投入赋予的意义就不同，但还有其他原因。一方面，因为心理治疗师已经多次经历过这种分离的经历，所以分离对其而言的重要程度不一样。另一方面，并不是所有的来访者都会在同一时间结束治疗，当其中一位来访者离开后，他还会继续工作，接受新的来访者。但是，他必须警惕，因为分离的不断发生，以及他那种可以迅速投身其他关系的状态，会使他对这种特定的分离变得不敏感。

然而，心理治疗在深刻改变来访者的同时，从事心理治疗的心理治疗师也深受这段不同寻常的关系的影响。有时，心理治疗会在心理治疗师的身上留下深刻的印记。[50] 即使在治疗结束后，有些东西也会一直跟随着心理治疗师，可能是一种痛苦、一种疑惑，促使他不断地回想，即使过了很多年，也会再次浮现。往往是这种深刻的经验推动着心理治疗师的写作，为他的理论构想提供了素材，以更好地理解他感觉可能错失的内容。在这些治疗结束后的很长一段时间里，这些来访者依然在促使他开展工作，使他发生深刻的改变。20 年、30 年甚至 40 年后，他们依然是滋养着他的思考、他的著作和他的课程的养料。

▶ 第十三章　成为心理治疗师

THIRTEEN

你必须尊重自己人格的独特特质。

——威尔弗雷德·比昂

从事心理治疗需要巨大的个人投入。心理治疗师在情绪层面不断地被刺激，潜在地被建立联系，甚至他的经验、信念、过去和脆弱的领域都被撼动。尽管他的日常生活不可避免地因此受到影响，但心理治疗师必须为他的来访者提供充分和高质量的陪伴。

主体性，即主体的独特性，在心理治疗中占据重要的地位。每个来访者都会呈现自己的特点、个性以及参与这段治疗关系的方式。心理治疗师必须能够感受到这种独特性，并调整自己的存在方式和与这个独特个体相处的方式。此外，每次与同一位来访者的访谈都会与前一次有所不同，治疗过程不可能被精准预测。心理治疗是一段双人旅程，在每一个当下时刻共同创造和经历的过程。而每一次相遇的不可预知性和独特性，要求心理治疗师发挥他的创造性、真实性和自发性。

想要获得心理治疗的从业资格，我们要接受的并不仅仅是理论和技术层面的培训，虽然这是非常必要的，也是不可避免的。它是一种缓慢

的成熟过程，是一种取决于多重因素的渐进式的心理转变。心理治疗师
要想实现这一发展，必须同时掌握以下 3 个方面的能力：理论知识、技
术能力和软实力。

三大能力领域

理论知识

在大学学习期间，心理治疗专业的学生要掌握有关人类发展、正常
功能和心理病理学的理论知识。这有助于他们发展扎实、连贯的专业知
识，以及作为干预基础的评估。由于新的研究会不断地对以前学到的假
说提出质疑，心理治疗专业的学生获得学位之后，就必须通过阅读、培
训、专题讨论会和大型会议等方式跟进新的理论进展。理论知识是能力
建设的基础，但光有理论知识还远远不够。

技术能力

这里指的是评估时可使用的工具，如心理测验和问卷调查，但对心
理治疗而言，我们认为最重要的是促进干预开展的技术，如访谈技术、
情感倾听、悬浮注意、脱敏、冥想、白日梦、压力控制技术、治疗媒介
（如绘画、戏剧、舞蹈、动物疗法）等。最关键的无疑是在理解改变过
程的基础之上发展出一套工作方法，使我们有能力预见心理治疗的各个
阶段，处理好治疗联盟、主体间性、移情与反移情、抵抗的表征等内在
因素。工作方法必须符合理论参照和心理治疗师的个性，并适合来访者
的障碍。

某些技术能力是在基础培训期间掌握的，但一旦心理治疗师开始执

业，要面对的是某一特定类别的来访者，他们就会进行针对特定干预技术的培训，使自己具备满足这些特定需求的能力。通常，这些培训课程是分阶段进行的，包括理论内容和实践，并有督导的支持。

技术能力与理论知识的结合，为心理治疗师提供了发展自信心的土壤，因为它们可以帮助心理治疗师制订计划和指导干预，但这还远远不足以让我们成为一名合格的心理治疗师。这会在一定程度上让来访者更安心，加强双方信任的纽带，但前提是需要心理治疗师根据来访者当下的体验进行调整后加以应用。

软实力

在心理治疗师的 3 个专业领域中，软实力最为重要。这也是一个杰出的心理治疗师与一个普通临床医生的区别所在。这背后有几个重要因素。足够坚固的自尊是基础，即对自我绝大部分是积极正面的感受。自信可以让心理治疗师对自己的优势和局限做出真实的评估，使之能从错误中学习，并对自己的工作有实际的期望。面对治疗的成功或失败，他们能够承担属于自己的那一份责任和愧疚，接受他人包括来访者的评论和批评并从中受益，且自我认知不会因此受到根本的撼动。而当心理治疗师在面对复杂繁重的、没有回报的病例时，这种自信心本身就是工作倦怠期的一剂良药。

软实力还取决于他的情感技巧，即他是否有能力观察和倾听自己的内心世界，是否能够处理并容纳自己的情绪以促进心理加工。这也有赖于关系技巧、共情、对他人情感体验的敏感度（包括那些未能察觉自己的情感体验的来访者），以及根据他人进行时刻调谐的技巧和方法。长期对自身进行的心理治疗，使心理治疗师能探索自身的脆弱之处和障碍，发展并完善自己与生俱来的人格特征，这也成了他主要的工作工具。在他的职业生涯中，当某些来访者唤醒了他身上矛盾的或未被探索的动态领域时，他可以选择对自身进行几个疗程的心理治疗，使自己有机会深化自身的心理工作。

软实力还来自心理治疗师个人对所学理论和技术知识的整合。在学习阶段，他不得不运用自己的智力和认知能力去掌握一些陌生的工具。一旦掌握了之后，这些技能就必须成为反射，他就不用不停地去回忆，这就可以让他有心思去进行情感倾听。要做到这一点，他必须把这些工具牢牢掌握，融会贯通，融入自己的风格和个性。而这只能通过积累经验才能实现。

打造职业身份认同

对于一些想要学习成为一名心理治疗师的新手来说，他可能会感到沮丧，自尊心会遭到挑战。在执业的最初几年，当他碰到让他意外的、难以预知的任务时，他会寻找、探索不同的自我定位方式，时不时地被一种或另一种方法吸引，有时又会犹豫着要不要锁定某一种方法并进行深入的研究。他们经历过成功和失败，但并不完全理解背后的深层原因，因为改变过程所蕴含的运作方式和机制难以精准界定。他的这种不安全感导致他首先要给自己配备让自己能够安心的工具。在这个摸索的过程中，他会寻找自己的声音、风格，简而言之，就是在寻找自己的职业身份认同。为了获得自由发挥自己的自主性和创造性的能力，他必须尊重自己人格的独特性，尊重自己独有的整合技术和知识的方式，而这个过程不是一蹴而就的，只能随着经验的积累循序渐进地实现。只有经过一段时间的实践，他才能感受到自己有了一个稳固的职业身份认同。

对某一个理论学派进行深入研究

在第十二章中，我谈到对某一特定方法的深入研究对于形成坚实的职业身份认同十分重要。人的复杂性及其需求的极度多样性和流动性，使得这种对理论方法的深化、内化和掌握，再将其他干预模式和技术融入其中的过程，成为所有心理治疗师的必经之路。这个过程会为心理治疗师带来更大的自信心和更好的软实力能力，这是稳固的职业身份认同的基础。

年轻的心理治疗师往往对深究某一种疗法犹豫不决，甚至产生抵触，因为他们害怕对自己过多设限。而经验会让他们从内心认识到，形成一种有条理的、有连贯性的干预思维方式的重要性。在对各种技术进行排列组合后，他们会愈发意识到，他们在选择方法时更多的是在依赖直觉的引导，并感到自己几乎无法预测自己的选择会对来访者有怎样的影响。他们既经历过成功，也经历过失败，这让他们很不满。他们往往会后退一步，并觉得有必要启动督导模式，需要有一个统一的参照来对他们的干预进行思考。

临床督导

心理治疗师会逐渐认识到，心理治疗在心理治疗师与来访者双方不断的互动和相互影响的关系中展开，变幻莫测的主体间相遇可能会让治疗联盟得以成功建立，也会对心理治疗师的技术和方法选择进行检验。所以，积累了几年从业经验的心理治疗师明白，只有培养起自己独有的工作方式和适应每一个来访者的灵活度，自己才会不断进步。这种对自己工作独特性的敏锐认识，驱使他们去寻求更有经验的专业人员帮助他们学会更好地识别移情的反应，更好地倾听和利用反移情，并形成统一而严谨的干预思维模式。这并不意味着他们要否定自己所学的知识。督导的任务是基于自己的理论框架，尝试理解被督导者与来访者之间的治疗关系，思考治疗师的干预在治疗过程的某一阶段对特定来访者的影响。这样，他就为被督导的心理治疗师提供了一个与自己不同的、互补的视角。

在督导下的学习过程靠的是传递。督导的一些东西会在潜移默化中逐渐传递给被督导者，这类似于心理治疗中的改变过程。督导也是一名心理治疗师，他从事这一职业的乐趣和自豪感，他的信念、价值观，他与所参照的理论框架之间的关系，他用自己的敏感度与来访者建立关系，理解来访者并展开干预的方式，最终都会渗透到被督导者的身份认同中。总之，在职业身份认同的建构中，督导是一种认同的模型。因此，如果心理治疗师在与督导合作了一段时间后，采用了督导的一些特质，如他的行事方式、与来访者的访谈方式，这都是很正常的。正如加巴德（Gabbard）和奥格登（Ogden，2010）所言，督导的灵魂以一种没有完全融入其身份认同的方式盘踞于他的体内。

内化与个体化的过程

为了发展自己的身份认同，心理治疗师必须找到一种自己独有的体验工作的方式，这就意味着他要脱离其身份认同的模型，包括自己崇拜的老师、合作过的督导，也包括自己的心理治疗师。在将模范们的某些部分进行内化后，他要与之保持距离，形成他个人的说话、干预和向同事介绍工作的方式。这意味着要承认导师教授的东西，同时也要承认他们的人格和生活环境的局限性，简而言之，就是要承认他们的优点和短板。这个内化过程和随后的个体化工作使他完成了自己的职业身份认同的构建。

心理治疗师的心理健康

心理治疗师要在自己的日常生活中每天面对痛苦，要容纳来访者的投射、尚未心理化的情绪，要成为崩溃、抑郁或焦虑的来访者所依赖的对象，要关注主体间关系每时每刻发生的变化，这就需要他对自己和对方有高度的投入。

而在工作的同时，心理治疗师也有自己的生活和情绪起伏，有自己内心紧张和冲突的时刻，也有自己的哀悼、担忧、家庭义务需要面对。他必须注意不能让自己的个人烦恼、矛盾和困难干扰他的工作，因为他的来访者自己都焦头烂额了。当他觉得自己的个人生活对他的侵扰太大时，他必须向他人求助，甚至暂时中止工作，以免干扰来访者的心理治疗。

心理治疗师还必须确保他的工作不会侵蚀他的个人生活。在经历了特别情绪化的一天之后，他可能需要花上一些时间与之拉开距离，把忧虑抛诸脑后。他需要一个独处的空间，以退为进。心理治疗师应该毫不犹豫地给自己这个空间，既是为了他自己，也是为了他身边的人。

正如安东尼诺·费罗（2010）所言，心理治疗师和所有的人一样，有时可能无法触及自己的心理痛苦，无法保护自己不受伤害。在这种情况下，不知不觉间，心理治疗师接受来访者负面投射和情绪的能力有所下降。这是以主体间关系为主要内容的工作所不可避免的风险。心理治疗师必须十分关注身体和心理向他发出的能力下降的警示信号。当来自来访者的东西也击中了心理治疗师自己的痛苦时，心理治疗师的防御性反应可能会包括：掌握主动权，在理智层面努力思考应该说什么或做什么，话说得太多，在访谈中做出太多饱和性解释等。心理治疗师也可能会变得烦躁不安、昏昏欲睡或是走神。这时，来访者往往会提醒心理治疗师，指出心理治疗师与他未能实现调谐。心理治疗师必须始终将来访者对他的评价纳入考量，他既可以选择与来访者直接交谈，也可以在叙事中进行感知。当意识到自己已经丧失能力时，心理治疗师要对自己的经验展开心理工作，这能使他重新建立与自己的联系，以及与来访者的联系。

有时，心理治疗师会莫名地被来访者的痛苦侵袭。他会不堪其扰、日思夜想，即使努力试图分散自己的注意力也无法与之保持距离。关注自己的梦境，可以帮助他从这种情绪过载的状态中解脱。自发写作也有助于减轻心理负担，支持心理加工的工作，使他能厘清纷扰的思绪。临时求助于督导也会有所帮助。如果心理治疗师已经竭尽全力，却依然无法与之保持距离，根据伦理学，他必须将来访者转诊给另一位心理治疗师。

即使没有这些让心灵不堪重负的偶发事件，心理治疗师也必须为自己留出一些休闲放松的时光，让他可以暂时搁置顾虑，放下心理治疗师的身份。当然，夏季假期、法定节假日、复活节假期和周末都应让他能够尽情投身于自己热爱的活动中，比如文化（电影、戏剧、文学、视觉艺术）活动，或是从事体育和创意活动。访谈之间的间隔，上午和下午的休息时间，以及午餐时间，都可以被用来稍作休整，呼吸一下新鲜空气，调整心情。不要让自己每天过度工作，要对来访者进行选择，不要同时接受太多病情严重、要求严苛的来访者，要问问自己是否准备好接受有这样障碍的来访者，同时可以开展其他活动，如教学、科研、参加研讨会等，这些都是照顾自己心理健康的方式。

心理治疗中的每一种方法都有自己关于改变和疗愈的理论。对一些人来说，治疗意味着从那些已经不再适应当前情况的认知和行为中解脱出来；对另一些人来说，这意味着要意识到塑造自己行为和思维方式的那些代际遗留问题。精神分析治疗则侧重于重启心理化，以及对被压抑的幻想和（或）冲突的意识觉醒。每一个心理治疗师，无论他使用的是哪一种方法，都会根据自己作为心理治疗师的经验，结合来访者的经验，形成自己对改变和心理健康的观念。但这些观念可能也只是冰山一角，最终只有来访者能证明是什么对他产生了帮助。任何理论，即使是从真实的案例和生活经验中发展而来的理论，相较来访者的亲身感受而言，也始终只是一种外在的建构。

心理治疗中的改变过程取决于一系列相互影响的心理因素，其中很多因素我们至今还不甚了解。与其说这些要素会相互叠加，不如说它们会相互交织和协同作用，因此，我们很难确定它们的运作方式。有一点是可以肯定的，那就是所有的心理治疗都涉及两个主体，每个主体都有自己的人格、隐性知识、无意识的内心冲突、代际传承和心理功能，所有这些主体性的固有特征都会对改变过程产生决定性的影响。

来访者在咨询时会提出令他感到痛苦的领域，既可能是近期的，也可能是那些可以回溯到童年时期甚至出生前几个月的痛苦。他接受心理治疗的动机多少都带着现实的信念和希望。他有意识地希望停止痛苦或至少缓释痛苦，但又担心失去好不容易才达到的平衡，并执着地不肯放弃。他遇到一位热爱这个行业的心理治疗师，他已经累积了一定的经验，也有他的信念和脆弱的领域，他还可能对来访者感到意气相投，无论是其个性还是障碍。而心理治疗开展的环境，是在私人诊所还是在专业机构，治疗是由来访者自发决定还是由第三方强迫进行，费用是由来访者自己支付还是由第三方支付，这些因素都增加了初次相遇的独特性。正是在这种主体间相遇中，改变的过程才能启动，而他们的人格特征和一些系统性的问题已经为这段关系的开始打上了烙印。心理治疗是一次双人旅程，是一段双人舞蹈，每个人都试图将自己的舞步与对方的舞步相调谐。

每一段心理治疗的关系都是独一无二的，虽然这些关系都奉行同样的原则。有研究表明，心理治疗师的经验会增加治疗成功的可能性，没有经验的心理治疗师过早中断治疗的情况更为常见。[51] 通过经验获得的技术能力也会发挥一定的作用，但最重要的是心理治疗师对每个来访者的适应能力，以及对这些来访者不可预知的情况和意想不到的反应做出真实的、创造性的回应的能力，简而言之，就是心理治疗师的软实力。心理治疗师积累的经验越多，越是努力培养自己的职业身份认同，就越有可能创造性地应对障碍严重的来访者。然而，即使是经验最为丰富的心理治疗师也可能会失败，而新手也可能成功地帮助那些苦不堪言的来访者。所以，经验并非唯一的因素。

　　简而言之，陪伴一个独一无二的人经历一场改造内心的旅程实为一门艺术。与其他艺术一样，一定的理论和技术的掌握必不可少，但经验、创造力和真实性尤为重要，它们可以让我们个性化地、自发地、充分地应用这些外部知识。

致谢

对我而言，本书的出版代表了我作为心理治疗师和培训师的职业生涯中非常重要的一个阶段。许多人在不知不觉中为我的思考带来启迪和养料，因为他们的贡献和支持，才有了我的这本书。

首先，我要感谢我的来访者，在我的职业生涯中教会我很多东西。我还要感谢我的心理治疗师和精神分析师，他们在漫长的旅途中给予我帮助，这个主体化的过程给予了我写作的欲望和创作的乐趣。感谢对培训倾囊相授的督导。我还要特别感谢我的同事们，他们慷慨地抽出时间阅读我的稿件，并为我提出了宝贵意见，令这部作品更加丰富。

1. DAMASIO, A. R. *Le Sentiment même de soi: Corps, émotions, conscience*, Paris, Odile Jacob, 1999.

2. Pour une plus grande élaboration du thème de l'identité, voir: BRILLON, M. *Le Labyrinthe de la féminité*, Montréal, Les Éditions de l'Homme, 2008.

3. COZOLINO, L. *La Neuroscience de la psychothérapie: Guérir le cerveau social*, Montréal, Les Éditions du CIG, 2012.

4. ANSERMET, F. et P. MAGISTRETTI. *À chacun son cerveau: Plasticité neuronale et inconscient*, Paris, Odile Jacob, 2004.

5. MALAREWICZ, J.-A et J. GODIN. *Milton H. Erickson: De l'hypnose clinique à la psychothérapie stratégique*, Paris, ESF éditeur, 2012.

6. COZOLINO, *op. cit.*

7. À ce sujet, voir: DAMASIO (1994) et LeDOUX (2005).

8. ROUSTANG, F. *La Fin de la plainte*, Paris, Odile Jacob, 2009, p. 138.

9. JULIET, C. (1997; 2010 ; 2013).

10. DESJARDINS, P. «Le consensus interordres sur l'exercice de la psychothé- rapie », *Psychologie Québec*, vol. 35, no 2, juin 2018, p. 13.

11. COZOLINO, *op. cit.*

12. Pour une réflexion plus approfondie sur la question, voir: « "Qu'est-ce qui constitue une donnée probante ?" : Une perspective philosophique ».

13. DESJARDINS, P. «Les "données probantes" : et si on récapitulait ? », *Psychologie Québec*, vol. 33, no 21, 2016, p. 13-16.

14. GRAWE, K. *Psychological Therapy*, Toronto, Hogrefe & Huber, 2004.

15. THURIN, J.-M. et M. THURIN. *Évaluer les psychothérapies: Méthodes et pra-tiques*, Paris, Dunod, 2007.

16. SCHORE, A. *La Régulation affective et la réparation du soi*, Montréal, Les Éditions du CIG, 2008.

17. GRAWE, *op. cit.*

18. Voir: ROUSSILLON, R. et al. *Manuel de psychologie et de psychopathologie clinique générale*, Paris, Elsevier Masson, 2007, chapitres 12 et 13 rédigés par Alain FERRANT.

19. 有关这些心理活动的更多信息，请参阅：BRILLON, M. *La Pensée qui soigne*, Montréal, Les Éditions de l'Homme, 2006。

20. FERRO, A. *Facteurs de maladie, facteurs de guérison*, Paris, In Press, 2004.

21. 不要与自我脆弱者偶尔发生的短暂性的而非结构性的精神病发作相混淆。

22. 从精神分析的角度来看，任何超出个人代谢能力的事件都被认为是创伤性的。因此，重要的不是事件本身的客观性，而是事件对人的主观含义。

23. Voir DAMASIO, A. *L'Erreur de Descartes*, Paris, Odile Jacob, 1994.

24. 研究人员已经能够识别每种情绪所涉及的身体特定区域。例如，愤怒主要激活胸部、面部下半部分和手臂，尤其是手部的力度。厌恶感会激活嘴和咽喉。幸福感会在身体的各个部位产生感觉，尤其是在脸部和胸部。与抑郁症相关的情绪会降低手臂和腿部的感觉活动。因此，我们可以构建一张覆盖全部情绪的人体地图。这就是

"人体地图"概念的来源。请参阅：Rédaction S&V. « Des chercheurs dressent la première carte corporelle des émotions », *Science & Vie*, janvier 2014。

25. 关于治疗联盟的定义，请参阅第七章。

26. 有关投射性认同的定义，请参阅第八章。

27. 参见：BOHLEBER, W. « Le concept d'intersubjectivité en psychanalyse: une évaluation critique», *L'année psychanalytique internationale*, vol. 1, 2014。

28. 同上。

29. ROSSI, E.L. *Psychobiologie de la guérison : La communication corps-esprit au service de la santé*, Paris, Le Souffle d'Or, 2002.

30. 要进一步思考免费的心理治疗，请参见：FURLONG, A. « Le paiement symbolique : une solution imaginaire au dilemme réel de la gratuité d'une psychothérapie d'orientation psychanalytique », *Filigrane*, no 2, 1993, p. 42-55。

31. 关于移情和反移情的定义，请参见第九章。

32. 关于原始情绪，请参见第九章。

33. ELKINS, D.N. *The Human Elements of Psychotherapy: A Nonmedical Model of Emotional Healing*, Washington, American Psychological Association, 2016. Et aussi : COLOSIMO, K.A et A.E. POS. *A rational model of expressed therapeutic presence, Journal of Psychotherapy Integration*, vol. 25, no 2, juin 2015.

34. 同上。

35. RIZZOLATTI, G. et C. SINIGAGLIA. *Les Neurones miroirs*, Paris, Odile Jacob, 2008.

36. FERRO, A. *L'enfant et le psychanalyste*, Paris, Érès, 2010.

37. 如果你想深入研究身体和心灵的联系，请参阅：BRILLON (2006), *op. cit.* ; et   BRILLON M. *Les Émotions au cœur de la santé*, Montréal, Les Éditions de l'Homme, 2009。

38. MARTY, P. *La Psychosomatique de l'adulte*, Paris, PUF, coll. «Que sais-je ? », no 1850, 1990. DEBRAY, R., DEJOURS, C. et P. FÉDIDA. *Psychopathologie de l'expérience du corps*, Paris, Dunod, 2002.

39. 但是，我们必须注意不要将其作为恒定不变的规则，因为身体与心灵的联系非常复杂。有些身体症状无法从心理上体现出来，例如先天身体异常。

40. 参见：STORA, J.-B. *Le Stress*, Paris, PUF, coll. «Que sais-je ?», no 2575, 1991。

41. 同上。

42. NEMIAH, J.C., FREYBERGER, H. et P.E. SIFNEOS. «Alexithymia: A view of the psychosomatic process », dans HILL, O.W. *Modern Trends in Psychosomatic Medicine*, vol. 3, Londres, Butterworths, 1976, p. 26-34.

43. DEJOURS, C. « Le corps comme "exigence de travail" pour la pensée », dans DEBRAY, DEJOURS et FÉDIDA, 同前文第二章。

44. VILLEMAIN, F. *Stress et immunologie*, Paris, PUF, 1989.

45. TADIÉ, J.-Y. et M. TADIÉ. *Le Sens de la mémoire*, Paris, Gallimard, 1999.

46. ROQUES, J. *EMDR: Une révolution thérapeutique*, Paris, Desclée de Brouwer, coll. «La Méridienne», 2004.

47. McDOUGALL, J. *Théâtres du corps*, Paris, Gallimard, 1989. Et aussi: DEJOURS, C. *Le corps entre biologie et psychanalyse*, Paris, Payot, 1988.

48. CAYROL, A. et J. DE SAINT PAUL. *Derrière la magie: La Programmation Neuro-Linguistique (PNL)*, Paris, InterÉditions, 2010.

49. 同上。

50. CHABERT, C. *Maintenant, il faut se quitter...*, Paris, PUF, 2017.

51. 同上。